大是文化

暢銷兩百萬冊《明年更年輕》系列作者

克里斯・克洛利 Chris Crowley

脊骨神經醫師、肌力與體能專家

傑洛米・詹姆士 Jeremy James

吳宜蓁 —— 譯 —— 著

脊骨神經專家設計的人體正確移動手冊，

讓你耐久站、久坐，走跑跳撿搬，怎麼動都不腰傷背痛。

養背，明年更年輕

The Younger Next Year Back Book

The Whole-Body Plan to Conquer Back Pain Forever

致《明年更年輕》系列的各位讀者，以及回饋正能量給我和邀請我去演講的人。你們讓「寫作」這項艱困的任務變得容易許多，希望這本書對你們有幫助。

——克里斯・克洛利（Chris Crowley）

獻給蜜雪兒，妳是我最好的夥伴、朋友和另一半，有妳在的日子，比我想像中更美好。還有諾亞，你跟我們在一起的頭兩個月，已經成為我人生中最珍貴的片段。我愛你們兩個。

——傑洛米・詹姆士（Jeremy James）

Contents

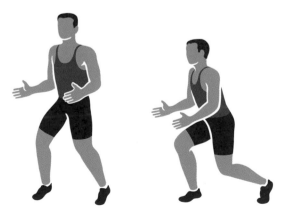

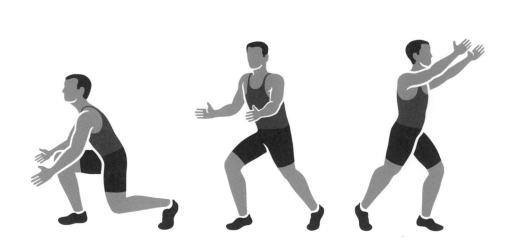

Contents

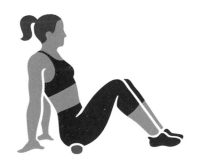
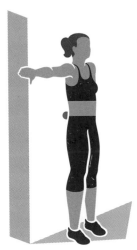

Contents

推薦序一

改變錯誤姿勢，
從實踐行為改變理論開始

原力復健科醫師、超級鐵人三項選手／侯鐘堡

「對於背痛的解說，其完整程度令人嘆為觀止！」

「是我目前最推薦的背痛專書。」

我會以這兩句話來形容《養背，明年更年輕》這本書。書中對於背痛的各種內容寫得完善又詳盡，包含病因、案例、該如何做運動訓練、心態上要怎麼調整。其中，也提及我個人認為很重要的行為改變理論。

其實，對於醫師而言，看病、下診斷不難，但要能改變患者的錯誤行為，卻非常困難！想要改變一個人的錯誤行為，需要經由行為改變理論一連串複雜的步驟：

・認知：首先，患者必須有自覺，能認知到自己的行為是不良、不正常的。例如，某些患者每天不斷對家人抱怨自己哪邊痠、哪邊痛，卻不願做任何治療，直到家人再也無法忍受，才被半強迫的帶來就診。患者並不覺得自己有什麼問題，反而會認為是家人不夠包容：「年紀大了，身體會痠痛是正常的吧。就是因

為我老了，所以才會關節退化阿！」

關節退化，很大原因是運動量不足、核心肌群無力、長期姿勢不良，或是運動方式錯誤所造成，並不是年紀大，關節就一定會退化。

・想法：患者自身必須有想改善身體狀況的想法，而不是抱持著：「復健做治療好麻煩喔，原本的生活很好、很輕鬆耶！」這樣的心態。或是，將維護自身長期健康的責任，全部都被動的交給治療師、儀器，一週只去復健治療一次，卻期待病況會自動好轉。

一週共有 168 個小時，每週做一次復健，其實只占生活中 168 分之 1。每週單靠這一個小時的儀器治療，就期待病況能好轉，是不太可能發生的事。

・改變中：下定決心要改變，卻不知道該如何進行嗎？此時就需要有專人指導。最好是由專業醫療人員或教練協助，可以針對動作來評估與判斷，並且提供專業解析，對於錯誤行為能更有效率且準確的矯正與改變訓練。

在我看診的經驗中，遇過許多患者堅持自己所做的矯正動作都是「對」的，但身體疼痛狀況仍然沒有好轉（許多民眾認為，只要照著網路影片上，那些舒緩的動作，就能輕鬆解決各種疼痛問題）。

其實，大部分的人，即使是專業醫療人員，在沒有專人一對一指導之下，單靠模仿影片來做運動，很容易產生錯誤的姿勢或使力方式，反而會延伸更多肌肉代償（為達到某個目標，卻因某

種原因無法達成，而由其他動作代為〔輔助〕完成的過程）或痠痛問題。

　　我年輕時也曾因疼痛問題，嘗試許多矯正運動，但發現運動後，疼痛症狀根本沒有改善。在經過專人指導，才發現其中有許多重要的訣竅，是需要受過專業訓練的人才能察覺，並且立即糾正、矯正姿勢（許多影片為了能親民普及，其內容大多無法深究，只能提供一個概念）。

　　‧已改變：已經能用正確的姿勢開始運動，但動作還無法做得很純熟，偶爾還是會有錯誤發生。

　　恭喜你距離最後「完全改善」的狀態已經非常接近。這時你應該能體認到「正確」與「錯誤」之間的差異，甚至能為有同樣困擾的朋友或是家人提供簡單的指導。這時要持續練習，增加動作的熟練度，將正確的動作刻印在潛意識中，由身體來帶動，而不再需要一邊動作，一邊由大腦想著下一步該怎麼做。若還需要思考，就表示仍需要藉由大腦來思考何謂「正確」，尚未成為身體的自動化反應。好比鋼琴家在演奏時那飛舞的手指，已經將琴譜化作身體直覺動作，不須經由大腦來控制或思考。

　　‧改變完成：至此已完全擺脫疼痛困擾，並且深刻的體驗、信任這套行為改變理論，並且內化、實踐於生活中，甚至可以當個布道者或是促進者，將自身經驗分享給周遭的人。

　　最後，祝福各位讀者，藉由這本書的內容能獲得所需的幫助，並且和我一樣享受閱讀的時光。

推薦序二

改變生活方式，
打造更有彈性的脊椎！

物理治療師、肌力與體能專家／
比爾・法柏席尼（Bill Fabrocini）

八年前，當本書作者之一克里斯第一次走進我的辦公室，為他的臀部問題尋求我的專業建議時，我根本沒有想到，彼此很快就會建立起友誼和工作關係，進而對許多人產生很大的影響。

我在健康和健身產業中工作 30 年，當然聽說過克里斯的大名，他是《紐約時報》暢銷書《明年更年輕》（*Younger Next Year*）系列的著名作家。和他交流幾個月後，他邀請我共同撰寫系列的續集，包括《今年更苗條》（*Thinner This Year*）和《明年更年輕：運動計畫》（*Younger Next Year：The Exercise Program*）時，我受寵若驚。

如今，此系列書籍在全球已發行超過兩百萬本，那些生活因此而改變的讀者們所寫的感言，依舊令我驚喜。如果這是你的第一本《明年更年輕》，你一定會喜歡。

克里斯有一種天賦，他能把複雜的醫學概念，以一種有趣、充滿想像力，又很實用的方式帶入生活中。這一次與克里斯合作的是傑洛米博士。

　　我有幸與本書另一位作者傑洛米在亞斯本（Aspen，美國科羅拉多州的城市）共事多年。傑洛米是一位優秀的臨床醫生，雖然他有脊骨神經醫學的背景（chiropractic，運用手法或器材，矯正人體的肌肉骨骼系統），但他的治療方法並不局限於單一觀點。他的主要目標是為病患提供最豐富的資訊，以改善他們的健康狀況。傑洛米的職涯可說是在探索各種方法，以幫助那些承受背痛的人。

　　我認識很多他的病人，也聽過他們充滿感激的道謝，這令我很佩服。這些人從美國各地來到這裡，想要重新掌控自己的生活，而在傑洛米的幫助下，大多數人確實達成心願。傑洛米的熱情促成這本書，而這本書早就該問世，因為太多人的生活被慢性背痛所控制。

　　我是一名專門研究運動醫學傷害的物理治療師，在職涯中，我治療上萬名有各種肌肉骨骼疾病的患者，其中最常見也最令人困擾的，就是背痛。對許多患者來說，背痛嚴重影響生活，完全限制他們想做卻不能做的事。由於我也曾努力克服自己的背部問題（從 6 歲開始，持續幾十年的冰上曲棍球生涯，使得我的椎間盤突出），所以我能理解這些患者每天忍受的痛苦。

　　誰想得到，脊椎和所有支撐它的肌肉組織和韌帶，竟會如此脆弱？人體的設計很精巧，可以進行各種形式的活動。那麼，是什麼讓脊椎這麼脆弱呢？

　　從結構和進化的角度來看，脊椎比人體中任何一組關節都重要。它包覆脊髓，脊髓與大腦共同組成中樞神經系統。

　　脊髓對我們的日常生活很重要，對生存來說也不可或缺。如果傷到膝蓋或肩膀，你依然可以活動，當然可能會因為疼痛感到不方便，但你仍然可以設法爬樓梯、提東西，完成日常活動。但如果今天受傷的是脊椎或其周圍的軟組織（連接、支撐、包裹其他身體器官的組織），那麼你面臨的狀況就完全不同。整個身體沒辦法正常運作，有時候，光是從床上爬起來就很艱辛，更別說要起身進行各種日常活動。

　　光用想的就已經筋疲力盡，難怪背痛的人會憂鬱。隨著移動、運動和簡單享受樂趣的能力被剝奪，絕望、痛苦、沮喪等負面情緒都會湧現。任何經歷過劇烈背痛的人，都能深刻體會到恢復脊椎健康的急迫性。

　　如果你曾試著解開背痛之謎，你就會知道，它通常是一條充滿問號的路。我的背到底出什麼問題？要怎麼修復？需要多少時間才能痊癒？我應該做什麼樣的運動？該動手術嗎？我可以重新擁有正常生活嗎？在這個醫療專業不斷擴張的世界裡，我們有很多選擇。

　　有一些來找我的患者，幾乎已經嘗試所有能想到的治療和運動方法，但他們仍然苦於持續的疼痛和復發。背痛問題耗費他們很多精神，不知該如何解決這些問題，使他們既沮喪又困惑。要是能有個指南，讓他們理解該做什麼才能停止痛苦的循環，或是有個能看到進展的規畫就好了。這不只是一個康復計畫，更是一種生活方式的計畫（如果你的背痛很嚴重，你當然需要改變生活方式）。

這本書的目的就是提供你方法，讓你重回自由、奪回先前被背部疾病搶走的主控權。請放心，本書提供的方法都有科學依據，這些資訊來自研究人員和臨床醫生的整理，成為簡單易懂的概念。我個人早已把書中內容融入到生活中，而且也把它們教給我所有的患者，無論是職業運動員還是一般的上班族，效果都很顯著。

由於傑洛米和克里斯的努力，你現在也有一份完整的脊椎健康指南—— 一個將改變你人生的計畫。

這本書說得沒錯，對於任何希望矯正或預防背痛的人來說，這是一本必讀之書。它收錄的核心概念和矯正措施，對於打造更有彈性的脊椎，是必不可少的。

努力做書中的練習，並且特別留意傑洛米強調的習慣，那麼你絕對有機會解脫！

第1章
背痛不是病，
靠自己就能痊癒

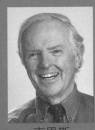

克里斯

維持背部健康，能延緩 80% 的衰老，
並消除 50% 的疾病。

背痛是躲在床下的怪物，它讓你總是得躺在床上或地板，痛苦的翻轉身體，像隻熱鍋上的魚。

多數人都很清楚這種痛不欲生的感覺，消失一段時間後，又突然回復的不適感，迫使他們不得不取消計畫、失去工作。這種痛苦很難忍受，因此他們願意做任何事情來緩解，但什麼都試過了，仍然無效。

背痛患者每年平均花費約新臺幣 75,000 元，進行只能暫時緩解的「治療」，但他們得到的回報卻很少。然而，如果那種治療真能奏效，他們會願意花更多的錢嘗試，但多數方法都沒用，或是效果無法持久。於是，人們盡其所能配合疼痛來安排自己的生活，但這也行不通，因為你永遠不知道它什麼時候會來襲。

它來的時候，不像肩痛或跛腳那樣，你沒辦法改用另一隻手或腳就好，也不能拄著拐杖，依靠健康的那條腿，一拐一拐的走。當背部出現問題時，你的麻煩就大了。當背部受傷，你的生活也會跟著受創，什麼事情都做不了。

那麼問題有多嚴重呢？ 5 人當中，就有 4 人有背痛問題，嚴重到必須向醫護人員求助。美國政府就花費約新臺幣 3 兆元試著解決這個問題，它令數百萬人的生活彷彿處在地獄。

對某些人來說，它是一個反覆出現的麻煩，帶走一整天、一週、一個月的快樂。而對多數人來說，這是一種間歇性的恐懼，當疼痛達到嚴重的程度時，我們根本無法動彈。有人打電話找你吃飯時，你太太得替你拒絕：「對不起，比爾現在躺在地上，我們可能得去醫院。」你不能出去吃飯、不能履行你的職責，甚至

連起身都做不到！

它會毀掉事業、公司、婚姻，把所有事物搞得一團糟。對多數人來說，它來了又走，但當它再來的時候……簡直慘到極點。

到目前為止，你能做的真的不多。傳統的服藥方式，在我們生活的許多方面都是仙丹，但對於治療背痛卻效果不彰。對於比較極端的案例（大約 20％）可以手術，對他們來說手術可能是唯一的選擇。然而，手術對某些人來說或許能快速改善，卻不是多數人在尋找的答案。

舉例來說，美國醫師最常建議患者動的手術，是脊椎融合術（spinal fusion，將原本會動的上下節間脊椎關節，融合成一個不會動的關節）。這是一種很大型的手術，但通常沒有效果，或是緩解的時間不會太久。

傑洛米和許多傑出的外科醫師，都認為手術應該是最後的手段。還有像是藥物注射，也都只能暫時緩解，這些做法可能會有嚴重的副作用，而且注射的次數是有限制的。

西醫和背痛間的關鍵問題是，西醫不太關注姿勢問題和改變，但是背痛主要源自長期姿勢不良。這表示，到最後還是只有自己能修正。

這本書有幾個特色。首先，它有兩位作者，一位是超級嚴肅的專業科學家傑洛米，加上一個門外漢（我）。就像我以前形容我前幾本書的共著者亨利那樣，現在也同樣用來形容傑洛米：「他年輕又聰明，我老又風趣。」這樣的搭配，應該會讓這本書讀起來更容易（並在閱讀時增添那麼一點點樂趣），同時又不會

失去科學的完整性。

這本書更加具體說明：姿勢改變可以結束或從根本上減輕背痛。這個結果，正是背部疼痛患者最重視的。

最近我在和傑洛米共事時，有一位五十多歲的男性告訴我，在經歷一輩子的嚴重背痛後，去年他去找傑洛米：「我以前無法彎腰繫鞋帶，幾十年來都承受極大的痛苦，而傑洛米就這樣把我治好了，他把我的人生還給我。」傑洛米有超過 1,000 個類似的故事，我們希望在終極目標完成前，能累積到 100 萬個。

由於這本書屬於《明年更年輕》系列（超過 200 萬人購買，全球有 23 種語言），意味著這本書有一定的完整性。

剛開始的修復，你一定要自己去做，並配合傑洛米制訂的運動養生法，讓修復的結果可以維持下去，這並不容易。當然，如果你知道怎麼做，就很容易了，我們會在書中教你。

最後，必須提醒你們，大約有 20% 的人必須接受西醫的幫助，包括動手術。傑洛米會教你如何判斷自己是不是這 20% 的人，如果你的背痛主要是由肌肉激痛點（trigger points，骨骼肌上特別敏感的區域）引起的，你可能需要求助脊骨神經醫師或物理治療師，至少約診幾次，讓他們告訴你如何解決肌肉抽筋。然後你回到本書，專注於姿勢改變，使效果可以永久持續。

背痛來自 NG 姿勢和核心肌群

傑洛米的成功基於兩個觀念。第一個是意識到導致你背痛的

原因，幾乎都是因為自己的長期姿勢（包括你的舉止和某些重複性動作），還有些原因是精神創傷，但這並不常見。因此，只有改變姿勢才能獲得永久治癒。換句話說，最終還是取決於你。

傑洛米會為你指路，告訴你具體的做法：先達成療效，然後再教你維持。但辛苦的工作要由你來做。而且，就像系列中的其他本書一樣，運動將會是本書的核心。在你接下來的人生，要堅持不懈的維持運動習慣。

第二個重要的觀念是，雖然背部疼痛似乎是局部的、發生在特定的部位，但深入探索就會發現，背痛其實牽涉到全身性或是整個核心肌群，所以全身性的治療是不可或缺的。

傑洛米基於這兩種見解，加上對現有科學的研究，以及自己豐富的臨床經驗，開發一種技術，取得前所未有的成功。

如果你的背痛已經持續一段時間，你自己可能也累積不少知識，但你即將學到一些新東西。例如，你會學到背痛不是一種疾病、不是事故或創傷的結果、不是基因或運氣不好，也不是心理問題。確實有這種案例，但幾乎所有的背痛都是根據我們生活和運動的方式，日積月累所造成的。

在給你一些背景知識後，我們首先要做的，是教你如何維持脊椎中立（這個姿勢能讓脊椎以最少的壓力去做它的工作，當然也最不會造成傷害）。

接下來，我們會教你一些運動，增加核心肌群的強度和耐力，這樣就能長期保持脊椎的穩定。最後，我們將教你避免復發的姿勢（如以某種姿勢打高爾夫球，或在電腦前彎腰駝背 20

年）。即使是在做複雜的提舉和旋轉動作時，你的脊椎始終能保持挺立。也就是說，我們會教你如何調整姿勢，而背痛將會明顯消失，就這麼簡單。

姿勢改變才是讓療效永久持續的唯一途徑，否則，局部的「修理」，比如脊椎融合、椎板切除（laminectomies，用以切除過度生長的骨刺，以及切除壓向神經根的韌帶）、椎間盤切除（discetomies，用以切除壓在椎間盤的神經根或脊髓上的異常物質）等，通常都只能提供暫時的緩解，它會再度出現在相鄰的椎骨或動力鏈（關節鏈、椎間盤和脊椎周圍的結締組織結合而成的整體）。

毋庸置疑的，西醫有其神奇效果，它在緊急情況下能發揮很大的作用，但它通常無法永久治癒慢性背痛。

傑洛米認為，在某些領域中，藥物只能暫時修正，而不能徹底治癒，反而是姿勢改變的影響比較大。有趣的是，心臟病就是其中之一，而背痛也是。

如果你是一個視覺型學習者，你可以到傑洛米的官網欣賞影片（BackForever.com）。BackForever 網站絕不是這本書的替代品，它是從不同的角度闡述這個主題，並提供一些有用的資訊。

 ◀ BackForever 網站。

第2章

我十幾歲就受背痛所苦，
但現在再也沒有復發

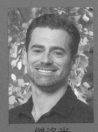

傑洛米

「一週後，我就能正常活動，
而疼痛再也沒有復發。

我年輕時也有嚴重的背痛，是由一連串的運動損傷引起的。由於其他方法對我都沒效，所以我開始研究脊骨神經醫學和相關的全身訓練。隨著時間累積，我在熟悉的脊骨神經醫學療法中，逐漸發展出與傳統不同的風格。我不會讓脊背「喀喀響」或做類似的事，但我大量運用這一學科的基本要素，同時加入文獻的知識和自己執業的經驗。

我出生於醫生世家，家人都期待我能上醫學院，然後自己開業當老闆。我的祖父和父親是醫生，母親和阿姨是護理師，叔叔則是藥品推銷員。我從小就受到西醫的薰陶，所以一直都對它很尊重。

我小時候就很習慣有人跟我說，我的祖父做了哪些事，拯救某人或某人的孩子。他是現在醫學院已經不會再出現的全能醫生，會動手術、接生、到患者家中看診，更是位診斷專家。年紀漸長，我聽到的仍是同樣的內容，只是主角換成是我的父母。

因此，我從小就深信，沒有什麼毛病是現代醫學不能解決的。我會強調這些是因為，接下來，我的論調聽起來很像對西醫有所保留，而我不想讓你們困惑。我尊重西醫，理解也比多數人還深，只是它真的不擅長治療背痛。而背痛是我從年輕時就有的毛病，而且相當嚴重，從那時起，它就是我的生活。

挨了好幾針，才發現都沒用

十幾歲的時候，我的夢想是當一名職業滑板選手。如果你已

經年過五十，請不要啪的一聲就把書蓋上。滑板是一項很棒的運動，同時也具有危險性，而且我摔了很多次，有時候摔得很慘。當然，我沒有成為專業的滑板選手。當時的我已經做得很好了，但沒等到這個夢想成真，就先成了一個年紀很輕的背痛常客。

　　一開始看醫生時，我選擇正規的醫療途徑，結果被這裡刺那裡捅的，做了超音波、核磁共振、驗血檢查，你說得出來的都做過了。他們講了一大堆可能的病因，包括椎間盤突出、椎間盤破裂、神經壓迫，還說可能是癌症，但就是無法治癒我的疼痛。當時我還是個小孩，就已經對醫學很敏銳，所以越來越相信許多好醫生對我的背痛所知甚少。這聽起來很刺耳，但事實證明，很多醫生都是如此。

　　在近乎絕望的情況下，我轉向脊骨神經醫師求助。我希望能找到一些緩解症狀的方法，這是轉捩點，它讓我意識到，可以朝哪個方向發展。

　　我應該提一下，那幾位特定的脊骨神經醫師也不是完美的，他們沒有教我如何對症下藥、沒有談到要改變自己的姿勢、沒有建議如何控制自己的健康，也沒有做任何我現在執業時會做的治療重點。但他們確實有提到對減輕疼痛有益的肌肉和關節活動，讓我印象深刻。

　　脊骨神經醫學在背部照護中至關重要，如果執行妥當，可以帶來很多好處。熟練的脊骨神經醫師會使用徒手療法，透過調整脊椎和其他技術，像是伸展和關節活動，來讓關節運動和肌肉功能恢復正常。這種療效相當驚人，尤其是在短期內。但即使到了

今天，許多脊骨神經醫師也沒有教導患者要做哪些必要的姿勢改變，來抒解長期背痛。

我發現「姿勢不良」可能就是嚴重背痛的主因，甚至是治療的關鍵。為了深入研究，我決定要接受脊骨神經治療方面的訓練。你可以想像，這個決定讓我的家族陷入慌亂，但回想起來，這確實是正確的決定。

這方面的訓練是漫長而複雜的過程。我從許多脊骨神經治療和其他領域的專家那裡獲得指導，但我最終發展出自己的分析及治療方法。

正規醫學基本上是採「解構主義」，通常會把複雜的問題拆解開來，仔細分析每個部分，然後判斷、治療特定問題。這種方法解決許多疾病，但是對背痛卻無效。對於背部疼痛，你需要全身性的解決方案。

劇痛像持續一輩子這麼久

七年前，我在一家新創的醫療公司工作。足足有 6 個月的時間，我完全沉浸其中，每天固定工作 10 到 12 個小時，很少有休閒運動的時間。我大部分都彎著腰窩在電腦前，完全沒有替我的背著想。

就這樣持續一段折磨人的日子後，有一天早上，我在 6 點鐘醒來，坐起身，準備要去上廁所。就在此時，我被這輩子最劇烈的疼痛擊倒。我整個人倒在床上，動彈不得。就算靜止不動的躺

著，劇烈疼痛仍絲毫未減。如果我稍微動一下，那就更慘了。

當時我一個人住，我就只能躺在那裡焦慮著：「到底發生什麼事？天哪，我會就這樣死掉嗎？」我不僅承受劇烈的疼痛，也嚇壞了。

我還記得「正常」的背痛感覺，但這程度遠遠超越。如果是椎間盤破裂，那還算是好消息，畢竟，想得極端一點，說不定是某種奇怪的癌症，就在我的脊椎某處。

聽起來很荒謬，但極度劇烈的疼痛確實會讓人胡思亂想。我滿頭大汗、陷入恐慌，好像持續一輩子這麼久。最後，我長期接受的科學訓練和經驗終於浮現。

第一步是問自己，那個我會問所有患者的問題：「這是怎麼發生的？可能是什麼姿勢導致這種情況？」有趣的是，患者通常憑直覺，就會知道自己做了什麼，而我也不例外。沒多久，我就想到可能是那幾個月埋首在電腦前，不間斷的工作所造成。對我這種有病史的人來說，做這種事簡直是發瘋。

第二步，就是停止做那些最初導致疼痛的動作。當下的問題是減輕疼痛和移動，我很痛苦的將身體側躺，想看看能不能站起來，結果沒辦法，疼痛程度攀上新高峰，又把我打倒在地。那種感覺就像有人把刀子插進我的腎臟，然後直接將刀子拖到我的臀部，讓我連呼吸都有困難。

在某些罕見的狀況下，當患者在我面前背痛發作時，我總是告知他：「把腹肌縮緊一點，然後慢慢抬起左腳。」此時我平躺在床上，抬起一隻腳，只要一點點就好。這個貌似很簡單的一

步，我嘗試很多次，還算可以忍受。我放下左腳，換抬右腳，繼續繃緊腹肌，這樣也可行。然後進入下一個階段，我小心翼翼、很輕柔的，仰躺著做走路的動作，不要把腳抬得很高。

持續大約 5 分鐘之後，疼痛慢慢減輕了。我停下來休息，又再做幾次。我是要讓痛苦「走遠」，也是在緩解我自行判斷出的肌肉抽筋，就在我腰椎的附近。

最後，我覺得自己差不多可以站起來了。我稍微繃緊腹部肌肉來支撐我的脊椎，保持脊椎不動，然後翻身側躺。這一次我做到了。在整個過程中，我都小心翼翼的保持下背部不動，讓腹部用力。疼痛並沒有完全消失，但我努力坐起來，然後站起身。

接著，我小心的讓腰椎保持不動，穩住自己的核心肌群，因為我知道，在這樣的劇痛發作之後，抽筋和疼痛都在等著捲土重來。然後我在房間裡來回走動，保持核心肌群用力。這樣做了好一會兒之後，抽筋和疼痛才消散。

那天，我對自己的所有動作都很小心，背的狀況也越來越好。剛才那些步驟我已經教過許多人，而經驗告訴我，它們是有效的。那一天，我盡量保持放鬆，最多就是多走幾步。隔天，我更加確信，我的背會慢慢放鬆。

由於嚴重抽筋，約一週才能恢復正常，然後我就會繼續完成平時的運動計畫，像是坐在電腦前的時間只要超過 30 分鐘，就要起來走動等等。事實上，我也全都做到了。一週後，我就可以正常活動，再也不會讓繁重的工作影響運動計畫，而疼痛再也沒有復發。

第3章

養背的關鍵，
不要駝背！

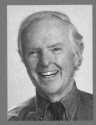

克里斯

「 養背的關鍵──
隨時把脊椎打直。 」

　　我知道有時候你會痛苦的在地上打滾，背痛實在太可怕了。這種時候，你會覺得有脊椎好像是缺點。但是，有脊椎很好，否則只能選擇成為水母或變形蟲這類小傢伙，牠們沒有背痛，但也沒有樂趣。脊椎是享受人生樂趣的關鍵。當然，如果它壞了，就會變成痛苦的關鍵。

　　這本書的主軸是告訴你澈底消除或大幅減少背痛的關鍵。首先，先了解你的背部扮演什麼角色。接著，改變你的姿勢及運動方式。

　　想知道背部是怎麼一回事，第一步就是「順著你的背走下去」，看看這個傢伙是如何運作的。你可能會問，一個華爾街的律師為什麼要來寫這一章？原因有兩個：第一，這表示任何人都能理解它；第二，這些東西可能會有點枯燥。如果由我來陳述，應該會有幫助。

　　脊椎動物的脊椎發展，這點我們跟各種大小的生物一樣，可能是演化史中的第二個重大突破（僅次於大腦）。

　　脊椎讓我們能以各種方式活動，這確實是件不可思議的事。然而，它有時候會被搞砸，而且它的複雜程度非比尋常。但與你背部的複雜程度相較，解決背痛這種恐怖的問題，遠不及你邏輯上想像的複雜。這就是這本書的神奇之處：雖然脊椎及其相關部分極為複雜，但解決背痛的方法卻很簡單。而且這個方法的成功率高達 80％。

　　我當然很想要一開始就談「治癒」，但我們認為，如果你對背部是什麼樣子，以及它是如何發揮作用，先有清楚的認識，

那麼你可以從這個過程中收獲更多。然後另一位作者傑洛米會接手，教你做正確的運動。

　　這裡有一個重要的概念，像你我這樣的外行人，通常會認為背部等於脊椎——就像我們在所有圖表中，還有掛在醫生辦公室裡的骨架中看到的一樣，是一堆骨頭和椎間盤。但是，傑洛米對背部的看法完全不同，等到你看完這本書時，也會有同感。

　　他把背部看成是一個「整體」，因為它是以整體的方式運作，也是以整體的方式被搞砸。最後，背痛並不像我們所以為是個別的部分壞掉，而是整個「系統」的問題。當傑洛米說「整體」時，他指的就是從你的頭部以下到雙腿以上，從身體的前側到兩側和後側的所有部分，包括骨頭、椎間盤、神經、肌肉、肌腱和軀幹。

　　如果你只關注一部分，卻忽略整體功能，就會搞錯方向。就像傑洛米說的：「西醫注重局部，而非整體。」這就是西醫的傑出之處，能夠專注於小細節。

　　但是一般的西藥對於治療背痛不太有效，因為對背痛來說，魔鬼並非藏在細節中。就像我們一開始強調的，我們不是為了與西醫對立，畢竟西醫對很多病症都有驚人的療效，有時也包括背痛。但這樣的例子不多，因為治療背痛的真正方法都是涉及到全身性、姿勢上的改變，而現代醫學並不關注姿勢改變。

脊髓──神經訊息的傳聲筒

讓我們從最裡面的組織談起──脊髓。脊髓位在一疊骨頭，也就是脊椎骨的裡面，向下延伸，一路延伸到皮膚。

脊髓是至關重要的一束神經，它從大腦開始，沿著脊椎中間向下，一直延伸到肌肉和其他部位。**它就像一根未熟的香蕉，如果碰傷或割傷，它永遠不會復原，你就要在輪椅上或床上度過餘生。** 如果軸突（Axon，一條單一細長的管狀突起，將細胞本體的神經訊息傳至末端的突觸）被切斷，神經就不會癒合或重新長出來。這與肌肉、皮膚和骨骼受損不同。

我太太希拉蕊在我們結婚後不久，就摔斷了脖子。結果發現，像這樣受傷的人當中，她是那千分之一還可以行走的人，她的 X 光片甚至被收錄在醫學課本中。我們很幸運，也受到妥善照顧，但也因此得知，脊椎是很脆弱的，而身體會竭盡全力保護它。有時候，會因此引起背痛。

脊髓很重要，它是訊息的傳遞道路，向肌肉和其他部位發送與接收訊息。實際上，你的身體就是龐大的訊號系統，數十、數百億個訊號在你的脊椎上下移動，告訴你要感覺、呼吸、消化，幾乎我們做的所有事情都含在其中。這些訊號絕大部分是從你的大腦發出，順著你的脊髓傳遞下去。

就像我說的，為了安全起見，這根脊髓被藏在脊椎骨中間，也就是從背部延伸下來的椎管。

神經沿著脊椎在不同的階段穿出，而椎間孔隨著你背部彎曲

變形，是很容易引起疼痛的，這種案例不勝枚舉。圖 3-1 列出從脊椎延伸的主要神經。

　　這一章看起來很難，但其實你不需要記住所有東西。例如，關於神經和椎間孔，我們只需要知道，有很多神經和神經群，在脊椎上不同的孔隙延伸出來，這些地方的神經是很脆弱的。

　　脊椎是一個精巧複雜的「加工」系統，它的每一處都沒有出

圖3-1　神經系統

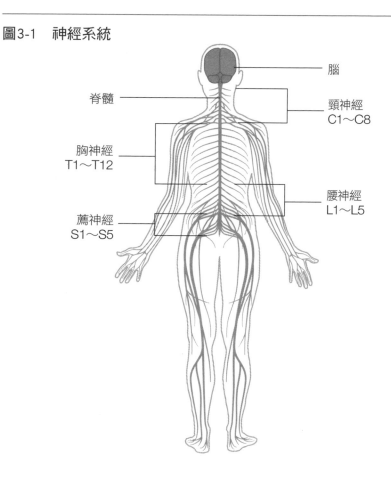

脊髓

腦

頸神經
C1～C8

胸神經
T1～T12

腰神經
L1～L5

薦神經
S1～S5

錯的空間。如果隨著時間累積，它被擠壓或扭曲，背就會痛。

除了構成脊髓的粗神經束外，還有無數的神經從脊髓伸出來，稱之為周邊神經（Peripheral Nerves System，簡稱 PNS）。如果你招惹它們，它們也會受傷。

脊椎──脊髓的護花使者

現在我們來談談脊椎──骨頭和椎間盤，這是打造身體的基礎。特別之處在於它是靈活的，就算在巨大的壓力下，它也能讓你坐立自如，而臀部和肩膀讓你可以活動、完成各種動作。但當你需要的時候，它也可以前後左右彎曲。它就像一串連結鏈，由 33 塊脊椎骨組成，每兩塊之間都有椎間盤，將它們連結在一起。

根據脊椎的彎曲度，可以將脊椎分成 4 節：頸椎（頸部）、胸椎（上背部和中背部）、腰椎（下背部），以及薦骨（骶骨）和尾骨。不同的神經從脊椎的不同部位發出，進一步調節身體的特定部位。

這是我最感興趣的部分，但這就是為什麼如果你背部重傷，使得脊椎的上半部受到損傷，那麼所有的神經都會受到影響，甚至可能四肢癱瘓。如果損傷發生在脊椎下半部，那麼上半身還可以正常運作，但你不能走路；如果受傷的部位在頸椎的地方，那麼連呼吸都沒辦法，必須戴上呼吸器。

脊椎的所有骨頭都是可移動的，它們之間都有椎間盤。根據傑洛米的說法，椎間盤是「由纖維狀的外層組成，在正常情況

下，可以抵抗磨損或斷裂，而內部的液體核心稱為髓核（nucleus pulposus），它能平衡椎間盤，並抵抗壓迫的力量」。我喜歡把它們想像成很硬的果凍甜甜圈，外層很堅硬，而裡面有黏稠物或果凍，所以可以承受壓力和反彈。它們可以被擠壓、傾斜等，但不是無限制的，我們稍後會回來談這個問題。

整條脊椎銜接在一起，但承載活動的程度並不相同。最需要注意的是，你的腰椎並不是設計來彎曲或旋轉。也就是說，**請不要彎曲、拱起、扭轉你的下背部，這是本書中最重要的觀念之一**。你的腰椎是設計來把你撐起來，它周圍的小肌肉是用來保持它的穩定，而不是用來舉東西的。

這樣說好了，這就像是出自十誡的金科玉律：請用你的臀部**去旋轉，而不是下背部**。要怎麼用臀部旋轉呢？這很容易，等一下我們會告訴你。

下頁圖 3-2 可以看出正常脊椎的 S 型弧度。**這就是這本書的關鍵──脊椎要打直，這就是你應該一直保持的姿勢**。

這句話聽起來可能讓人有點意外，但「站直」並不表示你那中立的脊椎是筆直的，事實上，它是自然的曲線。我從傑洛米那裡學到的是，這是一種理想狀態，而且絕對值得你養成隨時保持這種姿勢的習慣。我現在無論坐著、走路、騎自行車都會注意。當我的姿勢正確，我就會感到很舒適。如果你好好照顧你的脊椎，它也會照顧你很久。

在我們開始寫這本書之前，我並不知道每塊脊椎骨其實是由兩部分組成的。前面是比較結實、可以耐重的部分，稱為椎體

圖3-2　脊椎骨

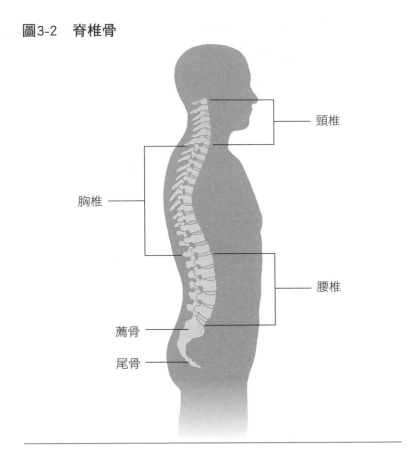

頸椎

胸椎

腰椎

薦骨

尾骨

（中間有椎間盤）。還有一塊從後面凸出來的骨頭，稱為椎弓。在這兩部分之間，就是脊髓的所在位置。

下頁圖 3-3 中，從脊椎骨往後延伸的骨頭稱為棘突，而它們的功能基本上是讓韌帶可以把肌肉附著在脊椎上。如果你伸手觸摸背部那些尖刺的部分，就能感覺到棘突。

順帶一提，韌帶或肌腱是支撐脊椎中立的線（就像帆船上的支撐繩索）。帆船如果沒有支撐繩索，桅杆會掉下來，瞬間就

斷掉了。但若有了支撐繩索，設計良好的帆船上的桅杆就能很穩定。就像你的脊椎一樣很靈活，同時很強壯。

好了，來談椎間盤吧。這是我們多數人比較熟悉的領域，你應該常聽到椎間盤，像是椎間盤突出、椎間盤壓迫、椎間盤滑脫、椎間盤破裂等。它們基本上就是墊圈，用來避免脊椎承重部分互相摩擦，外層是堅韌的纖維層，內部是黏稠的內核。它們發揮避震器的作用，也讓你得以彎曲身體。功能失調的椎間盤，很可能是疼痛的主要來源。

圖3-3　脊椎結構與側面圖

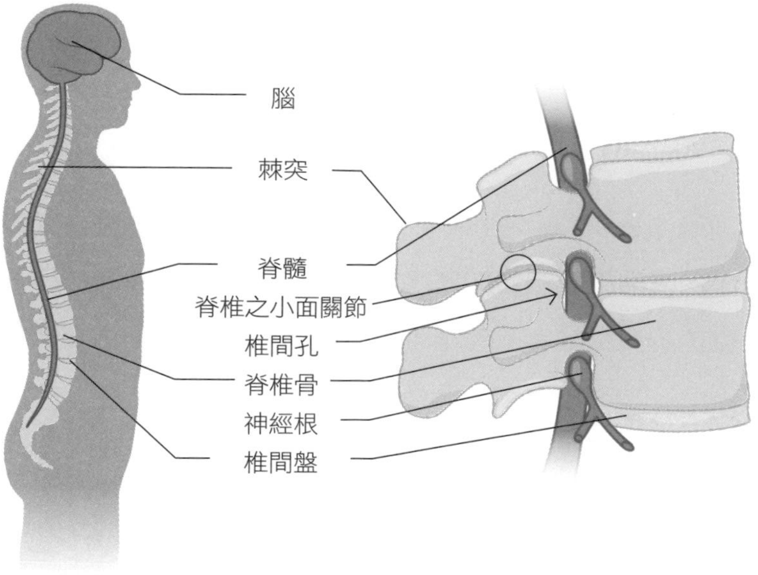

腦
棘突
脊髓
脊椎之小面關節
椎間孔
脊椎骨
神經根
椎間盤

脊椎結構圖　　　　　　　　　脊椎側面圖

年輕人常見的椎間盤問題

其實椎間盤突出和破裂，主要是三十多歲的年輕人會有的問題。年齡層介於 45 歲到 65 歲之間的人，約 35% 有嚴重的背痛，但通常不是這裡提到的原因。

仔細看圖 3-3，它們展示脊髓、脊椎和椎間盤是如何共同運作的。圖 3-3 的左圖是側面圖，描繪出大腦、脊髓和脊椎在身體裡的位置。圖 3-3 的右圖是兩塊脊椎骨組合在一起，中間的灰色部分就是椎間盤，並可看見脊髓和神經根。

注意兩塊相鄰的脊椎骨有一個管道，脊髓就是穿過這個管道由上往下延伸。還要注意相鄰的脊椎骨間，在側面的地方有孔（椎間孔），脊髓的神經根就是從這些孔伸出來的。這些孔很重要，如果椎間盤退化，或是脊椎彼此擠壓，從椎間孔伸出來的神經就會受到壓迫，疼痛的感覺就像被火燒一樣。

在圖 3-3 的右圖中，注意左側的骨頭，這些是脊椎之小面關節（facet joints）。這張圖的重點，是展示它們有多靠近脊髓和神經出口，如果它們出問題，就會劇烈疼痛。小面關節的表面有軟骨覆蓋，使得健康的脊椎可以平穩的運動。所以這種軟骨也會受到不恰當的動作磨損或撕裂，造成疼痛。

注意下頁圖 3-4 那些內部顏色比較淺的圓形。圖 3-4 的右圖是椎間盤的橫切面，由上往下俯瞰的視角。

圖3-4　脊椎三面與俯視圖

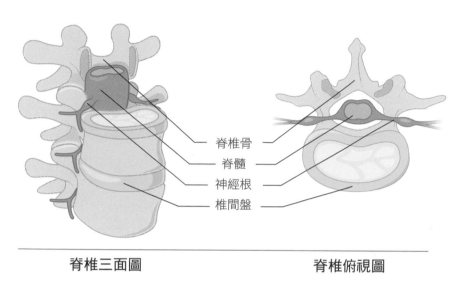

脊椎三面圖	脊椎俯視圖

脊椎骨
脊髓
神經根
椎間盤

韌帶和肌腱

如果韌帶和肌腱沒有被支撐，它們是不會獨自中立的。把脊椎想像成一根細長的蘆葦，如果你從上面或側面壓它，它會立刻彎曲。但如果在蘆葦上加一根根支撐身體的梁柱，連結到堅固的支撐物上，情況就不一樣了。我們的脊椎就有很多堅固的梁柱，叫做韌帶和肌腱（韌帶連接骨頭和骨頭，肌腱則連接骨頭和肌肉）。下頁圖 3-5 列出連接脊椎的韌帶。

圖3-5　脊椎韌帶

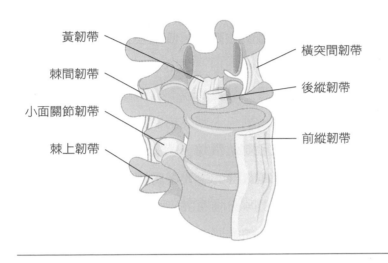

韌帶可能因為姿勢不良或受傷，而變形、扭傷（扭傷是指韌帶錯誤的拉伸或撕裂，而拉傷是肌腱或肌肉錯誤的拉伸或撕裂所造成）。當這種情況發生在韌帶上時，那些支撐韌帶的關節就會鬆脫。看圖 3-5，這裡有許多韌帶，它們都有可能會受傷。

骨頭、椎間盤和韌帶的介紹就說到這裡。這一章的重點，是讓你了解脊椎有多複雜，以及出問題的種類有哪些。

支撐脊椎的肌肉

有趣的是，脊椎要維持正常運作，發揮最大功效的，其實是你的核心肌群。核心肌群就是從你的肩膀到臀部之間，包括身體前半部、背部和兩側的所有肌肉。核心是你最能控制，而且必須

承擔最多責任的區域。

　　讓我們從背部的肌肉開始。靠近脊椎的地方有一些小肌肉，叫做豎脊肌（見圖 3-6），它們有穩定脊椎的作用，避免每一層的運動過度，同時也向大腦傳遞資訊，把脊椎的位置回報給大腦。如果這些小傢伙負荷過重，可能會引起抽筋，導致你疼痛到虛弱無力。

圖3-6　豎脊肌

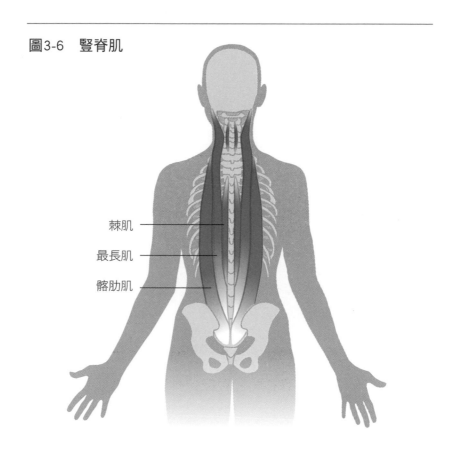

棘肌

最長肌

髂肋肌

當豎脊肌經常處於錯誤的姿勢，會讓最重要的肌肉，像是臀大肌，處於休眠狀態。當重要的肌肉休眠時，你所有的重量都會轉移到小肌肉身上，也就是豎脊肌。它們當然撐不住，然後所有的壓力又直接壓在脊椎上，這些都不是用來承受重量的。

接下來，身體有一層又一層的肌肉，向外堆疊，標示在越中間的越深層，越外側的越接近表層（最靠近皮膚）。面積相當大，對吧？這是有原因的，這些傢伙是為了盡其所能幫助你保持脊椎中立。

這裡要特別提到你腹部的一大塊肌肉。它被稱為腰肌（見圖

圖3-7　腰肌

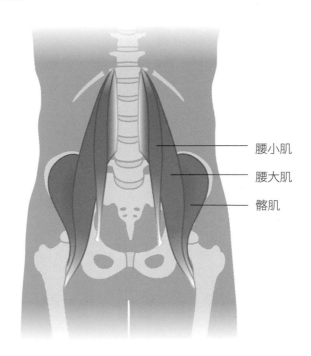

腰小肌

腰大肌

髂肌

3-7），是你主要的屈肌，也就是說，它是讓你能將膝蓋抬到腰部的肌肉。

這裡特別提到它，是因為它直接連接到你的腰椎，如果它縮短或太緊繃時，會對腰椎造成嚴重的破壞。若是你長時間坐著，或睡覺時呈胎兒姿勢，它就會變成這種狀態。你是否曾在早上醒來時，感覺身體往前傾？如果你是以胎兒姿勢睡覺，這種感覺可能就是來自腰肌緊繃。

我們背部很多肌肉都是伸展肌（見圖 3-8）。也就是說，它們的作用是幫助我們彎曲以及保持中立的姿勢。

圖3-8 背肌

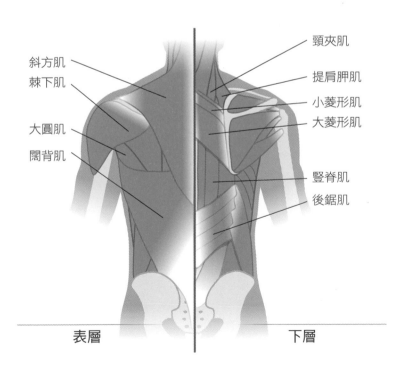

斜方肌
棘下肌
大圓肌
闊背肌

頸夾肌
提肩胛肌
小菱形肌
大菱形肌
豎脊肌
後鋸肌

表層　　　　　　　下層

43

　　在我們軀幹下半部的前面，有整片的腹肌（見圖 3-9）。腹肌有助於為脊椎建立一個堅硬的保護屏障。正確使用的話，它會像一個腰帶，支撐和保護脊椎。

　　最後一塊拼圖是筋膜組織。筋膜是一種結締組織，也就是在身體中拿來連接、填充、包覆不同組織、器官和內臟的組織，跟肌腱和韌帶有點類似，但呈片狀。有些人喜歡把它比喻成保鮮膜：有伸展性、很薄，卻意外的堅固。下次你烤羊腿時仔細看看，那堅硬、銀色、光滑的外層，就是筋膜組織。

　　有一位叫愛達・魯爾夫（Ida Rolf）的生物化學家，她以研發一種按摩技術「魯爾夫治療法」（Rolfing）而著名，我的第二任妻子對這種技術很著迷。它完全是藉由調整和拉伸筋膜組織來提高你的靈活性，對你的身體很有益，但真的很痛。

圖3-9　腹肌

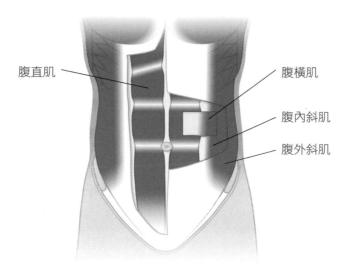

腹直肌

腹橫肌

腹內斜肌

腹外斜肌

筋膜不同於與肌腱和韌帶，肌腱和韌帶是將兩樣東西連結起來，而筋膜是包覆肌肉和其他組織。筋膜很薄，有助於將能量從一個肌肉群傳遞到另一個肌肉群，筋膜組織的作用是幫助肌肉和其他組織相互配合，平穩的滑動。筋膜幫助連接支撐脊椎的肌肉，使其運作平順，如果筋膜出問題，就會痛。

認識疼痛前兆，提早預防

現在就讓我們花點時間來談談，可能出問題並導致各種疼痛的細節。如同我一直強調的，傑洛米認為你的疼痛是整體問題，但我和他都認為，在他開始談論「全身性」的魔法之前，認識疼痛的軌跡，對你來說也有幫助。

那麼，到底是哪裡出問題？讓我們從年輕人的椎間盤突出問題開始說起。透過你的姿勢或移動方式，會在脊椎骨和相關的椎間盤施加壓力，如果椎間盤不小心「往外擠出去一點」的話，你就會受傷，如下頁圖 3-10 所示。

這不是發生在你身上最糟糕的事情，但是有時會很痛。如果用樂觀的心態來解釋，你可以說這是身體用自然的方式在警告你，你正在做一些錯誤的事情，最好改變一下。

走向痛苦的第 2 步，就是椎間盤的破裂和突出，主要發生在 30 歲以上的人身上。到了這個程度時，突出的椎間盤破裂，裡面的黏液會流得到處都是，引起神經的劇烈疼痛。

主要原因有兩個：機械性與化學性的刺激。機械性刺激是

圖3-10　椎間盤損傷

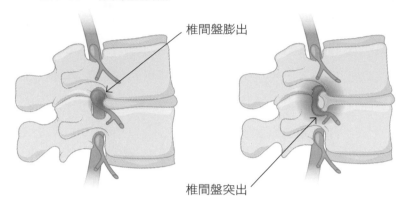

椎間盤膨出

椎間盤突出

椎間盤膨出：椎間盤退化，其外圍 3 分之 1 的部分被拉長或小撕裂，
會引起所謂的坐骨神經痛，疼痛會延伸至小腿、足部。

椎間盤突出：是所有腰椎椎間盤退化的前兆。當椎間盤失去水分，會
開始變窄，造成椎間盤缺乏避震的功能，就會失去原有的高度，並會
導致椎間盤往外突出。

由椎間盤突出壓迫神經引起的，會導致疼痛、失去知覺，在更嚴
重的情況下，還會失去肌肉功能。即使神經根沒有受到物理性壓
迫，化學性刺激神經根也會引起疼痛。當椎間盤受損，會釋放出
發炎性化學物質，刺激神經，引起神經路徑的疼痛。

在圖 3-10 中，你可以看到椎間盤突出、移位和神經壓迫。
你可能會有神經根痛（radicular pain），這很糟，你最好去看醫
生，因為只靠這本書並不能治癒。

這裡還有一些壞消息，而且現在輪到年長者了。這種疼痛是
由全身收縮引起的，身體會隨著年齡增長而變矮，原因是時間和
重力對你產生影響，把脊椎壓下來。如果你仔細想想，就會發現

其實很合理，但還是很討厭。身高減少主要是因為你失去椎間盤的高度，脊椎壓下來，你就變矮了。

然而，做個好孩子、鍛鍊身體、保持良好的姿勢等，並不能讓你免於身高縮水，這就是老化的一部分。

一旦失去椎間盤的高度，脊椎周圍就會變得更擁擠，而椎節也就不能以該有的方式運作，接著很多事情會開始出問題。這也是理所當然，畢竟，將骨頭分開的「墊圈」不再那麼好用了。例如，小面關節碰撞其他骨頭而導致關節炎，主因是這些關節內的軟骨周圍磨損。

這種問題還可能產生另一種現象，就是由於小面關節或脊椎其他部分的問題，使得椎間盤承載不適當的重量，因為那裡原先就很擁擠，現在就越來越擠了。

圖 3-11 的發炎關節就是小面關節，它們會惹麻煩的。

圖3-11　與老化相關的損傷

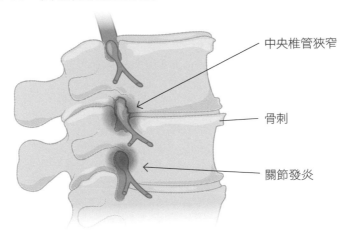

中央椎管狹窄

骨刺

關節發炎

在同一張圖中，讓你變矮的是骨刺和變薄的椎間盤。目前還不曉得原因。

接下來的中央椎管狹窄對我來說特別可怕。狹窄是指脊椎變窄，原因包括身體長期磨損。狹窄也可能是由骨刺、椎間盤突出或脊椎錯位引起的。想想你寶貴的脊髓，就是沿著脊椎內那條管道延伸下去。它發揮功效的空間變小，絕對不是好事。

想要預防椎管狹窄，你能做的事情不多，但你絕對可以透過保持良好的姿勢和基本的活動模式，充分運用椎管。好消息是，脊椎中有很多關節、韌帶、肌肉、肌腱等，只有一個部位損壞，並不表示你就完蛋了。

因負重和老化對脊椎造成的壓力，壓迫到脊髓或神經根的狀態，稱為椎間孔狹窄，如右頁圖 3-12 所示。那些讓神經穿出的小洞稱為椎間孔，而這些孔的縮小，就是問題所在。

神經被壓迫，當然會很痛。但是，又有一個好消息，正確的姿勢和堅實的核心肌群，可以抵消這一切。即使這些小洞被壓縮，其大小也足夠讓神經不受影響的通過。除非你姿勢正確，或是按照傑洛米說的做，否則一定會痛。

你有沒有想過，如果你老是駝背，使得已經疼痛的部位又承受更多壓力，那麼椎間孔狹窄是否會更嚴重？答案是肯定的。隨著你更了解本書內容，這是你必須思考的事情之一。請站直！脊椎不要彎！重點就是這樣。

你不必熟知所有冷僻的知識，這只是在進入傑洛米要教你們的內容之前，先要有的概念而已。

圖3-12　椎間孔狹窄

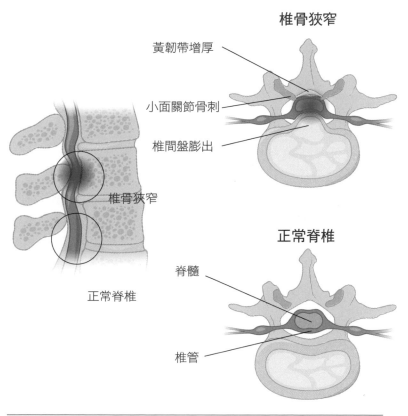

椎骨狹窄

黃韌帶增厚

小面關節骨刺

椎間盤膨出

椎骨狹窄

正常脊椎

脊髓

椎管

正常脊椎

第4章
超過80%的背痛，可以自癒

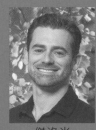

傑洛米

> 許多治療，都是從「空中踏步」開始，
> 當你正確繃緊腹肌時，就能防止脊椎
> 疼痛。

你已經看過我背痛的故事了，也許聽起來很熟悉。無論如何，請看看下面 4 個案例的故事，或許能讓你知道自己面對的是哪一種背痛問題。

打高爾夫和重訓，都很傷脊椎

我在亞斯本遇到的許多患者體態都很好、知識也很豐富，當他們發現自己竟然因為背痛需要專業協助時，也都感到吃驚。

之前我遇到一位患者佛瑞德，他 55 歲，人很和善也很聰明。他嚴重背痛 6 個月，下背部幾乎隨時都在痛，還有間歇性的劇烈疼痛，大約每兩週發作一次。劇烈疼痛的狀況，最近越來越頻繁，每次會持續幾分鐘到一個多小時。正是這些間歇性的劇烈疼痛，促使他尋求治療。

他曾試過正統的脊骨神經矯正、物理治療、按摩。治療後，背痛會減輕一段時間，然後又會發作。最痛的時候，他只能躺在床上或地板上動彈不得。他也嘗試過正統西醫，醫生要他考慮動手術。他會來找我的原因，是因為他聽說背部手術通常沒效，讓他很害怕。

「醫生說我有椎間盤退化性疾病。他說從核磁共振來看，我的脊椎就像 80 歲的老人！」對他來說，知道自己是椎間盤退化性疾病，藉由手術可能可以治癒，這簡直就是一種安慰。他已經受夠了背痛，但還是決定再給非正統醫療方法一次機會，如果沒有用就開刀。

事實上，椎間盤退化性疾病只是用來描述，隨著時間累積，因為椎間盤受壓迫，而使脊椎發生變化的詞彙而已。如果在診斷上，跟一個人說他有椎間盤退化性疾病，就跟說他是因為老化才背痛，是差不多糟的。

因為佛瑞德的儀態看起來很不錯，身材也很好，我推測他的問題可能與正常退化的脊椎變化有關，原因也許是打高爾夫，也許是做瑜伽。根據他對改變的接受程度，是一個相對容易治療的案例。

不過如果要詳述細節就不容易了，畢竟在正常的老化過程中，對脊椎的壓迫確實會造成一些嚴重後果，包括小面關節的關節發炎、所有關節周圍的軟骨磨損和椎間孔狹窄。還可能出現脊椎滑脫，也就是某一節脊椎往前或往後移位的現象，造成疼痛。這些聽起來很可怕，但它們是老化、脊椎退化和不良動作的附屬品，這些都可以修復。

至於他那張像 80 歲老人的核磁共振，或許看起來真的很糟，但是我必須告訴你，幾乎所有 40 歲以上的人，做出來的核磁共振都一樣糟。這就是為什麼**我很少請患者做核磁共振**，除非有跡象顯示可能有嚴重狀況（比如癌症、感染、骨折等），不然核磁共振不會告訴我任何我不知道的事。

「就是因為你老了，所以背被壓扁，不然你還想要怎樣？」當然陳述的時候會比較文雅，但在多數案例中，這就是結論。這同時也完整描述一個，只要透過姿勢改變和堅持努力，你和我就可以恢復的狀況。

　　我和佛瑞德聊了一下，關於他到目前為止所接受的各種療法。那位脊骨神經醫師一直在替他矯正，卻完全沒提到該做什麼運動，因此我知道整脊的效果是不可能持久的。

　　物理治療師似乎沒有什麼概念，他讓佛瑞德做 4 種運動，持續 3 個月，一遍又一遍，沒有監督，也沒有進展。他們都沒有和他討論其他的活動狀況，像是工作、運動等。除此之外，這幾種運動都不是我會建議的鍛鍊方式，因為它們對核心肌群的肌耐力沒有任何幫助。

　　佛瑞德很喜歡運動，這是好事，但我懷疑他做的一些活動，對他的背部沒有好處。他經常做瑜伽、打高爾夫球，還在健身房做重訓。但我不必看他做運動也能知道，隨著時間累積，這兩種運動中的一些動作，經常會導致嚴重的背部損傷。

　　於是，我告訴他先停練瑜伽至少兩個月，在經過調整後，他還是可以再回去練。同樣的，高爾夫球也是如此，雖然是一種很棒的休閒活動，但不是很好的運動。從結構上來說，它可能是對背部最不好的活動之一，因為你的腰椎一直朝同方向扭曲。

　　打高爾夫球也有一種對脊椎比較健康的方法，但目前我只是告訴他，在他吸收更多知識、能夠接受並學習用正確的方式打球之前，先不要打高爾夫球（提示：你要學會在你的揮桿結束時，運用臀部旋轉，而不是用下背部）。

　　然後我請他說明他的肌力訓練方式。那不是我聽過最糟的肌力訓練法，但也夠糟了。如果你也正在做大量的肌力訓練，那麼你也很有可能正在做一些對背部有害的事情。這是因為，過去我

們都被訓練成要用錯誤的方式做。

　　以學校教的仰臥起坐為例，對你的背來說，沒有什麼動作會比仰臥起坐還糟（頭部抬起大約 10 公分，就能滿足鍛鍊核心肌群的需求，你不需要把自己的脊椎彎得像捲餅一樣）。最糟糕的一種仰臥起坐，就是扭動身體，讓右手肘碰左膝蓋、左手肘碰右膝蓋。

　　整個肌力訓練所使用的方式讓我特別擔憂，這些都是很了不起的人，他們努力讓自己的身體變得更好、更強壯，但是他們做的運動，比不做還糟。

　　最重要的是，佛瑞德沒有意識到，鍛鍊核心肌群、強化核心和臀肌的重要性，這可能才是健全的肌力訓練方案中最重要的元素。他也不知道正確的姿勢和保持脊椎中立有多重要，所以我請他先停止所有的肌力訓練。

動了手術也沒用？試試看空中踩踏

　　在健康量表中，如果佛瑞德在代表健康的這一端，那麼豐腴的莎莉就是在另一端。她的體重大約 140 公斤，在過去 4 年裡，沒做任何規律的運動。她已經做過 4 次脊椎手術，包括脊椎融合和椎板切除術。

　　脊椎融合術很常見，在這種手術中，醫生使用設備將兩塊以上的脊椎骨固定在一起，以防止該關節持續異常移動。的確有些案例需要做脊椎融合，但我認為這是最後手段。手術能帶來緩

解，但如果這個人沒有做出必要的姿勢改變，往往會在幾年內就發現又得再做一次手術。

椎板切除術是比較不嚴重的手術，醫生會從椎體上移除一小塊骨頭，減輕對特定神經的壓力。同樣的，它只解決症狀，沒有解決基本問題。

莎莉創辦一家公司，而且經營得很順利。她就是那種人見人愛的人，我想這也是種成功特質吧。但是，她遇上背痛的困擾，這讓她脾氣變得暴躁。

她在照顧公司業務的同時，並沒有照顧好自己。一開始，她的體重就增加很多，這對她的身體沒有任何幫助，反而讓她承受很多疼痛。對疼痛發作的恐懼，幾乎和疼痛本身一樣糟。她說，這對她的公司也是壞消息。像佛瑞德一樣，她帶著醫生為她列出的毛病清單，這個清單還滿長的，有中央椎管狹窄、椎間孔狹窄、骨刺和熟悉的脊椎滑脫。

在她做過的 4 次手術中，近期做的是脊椎融合和椎板切除術，這兩次手術暫時緩解她腿部的無力和疼痛，但嚴重的背痛依然存在，她走路的時候，還會不時出現臀部和腿部疼痛。我們談論她手術後的物理治療，她在做的過程，疼痛多少會緩解，但是下背痛總會復發。現在她做什麼事都痛，走路、坐著、站著，無一倖免。

我請她先爬到治療床上平躺。她說：「要一陣子喔。」對她來說，要爬上治療床並不容易。我上前幫她，但我才 68 公斤，我能聽見她心裡在想：「要不要找個魁梧一點的治療師？」但是

我們做到了。

當她平躺下來，我請她彎曲膝蓋，讓腳掌平貼在床上。就跟我背部抽筋的那天，叫我自己做的事情一樣。她說：「很痛。」我沒有回答，只是要她上下移動她的腿，就像在原地踏步一樣，把膝蓋朝著身體的方向舉起。「這樣背會痛嗎？」「當然會。」我說：「好，讓我們縮小動作幅度。這樣背會痛嗎？」她的失望逐漸增加：「會。」

現在我換個話題，在接下來的 15 分鐘，我告訴她怎麼找到脊椎中立的位置，她做到了。然後我請她收緊腹部肌肉，經過一番努力，她也做到了。我知道自己有點離題，講了一些治療最初的部分，但是在她的案例中，治療和診斷是不可分割的。

我讓她再次做空中踩踏的動作，但這次要同時收緊肌肉。「這樣會痛嗎？」「不會了耶。」她驚訝的說。

我告訴她，我們已經踏上治癒的道路。這將是一個艱難的過程，但我認為我們一定可以做到。「真的嗎？」她不敢相信。

「真的。」我說：「我相信我們會的。雖然妳有很多功課要做，但我想妳這輩子都那麼努力，這件事一定也會很努力，然後就會成功。」她還是很懷疑，但也露出了笑容。

我向她說明，如果她在躺著的時候，可以移動雙腿而不感到背痛，那麼走路時也不會痛。她一走路就疼痛已經有一段時間，很多時候她根本無法走路。我督促她再多做一點，但這一小步，就是她目前僅能做到的全部了。沒關係，我們就從這裡開始。

在這種案例中，可能蘊藏著很嚴重的心理因素，在莎莉身

上，情況確實如此。她已經變得很害怕移動，因為任何動作都很痛。更糟糕的是，她最近都在沙發上坐好幾個小時、喝很多酒。我的任務是讓她戒掉，並開始採用活動來治療。她是一個自尊心很高的人，我就是根據這個特質，加上初期的疼痛緩解，判斷治療可能會有作用。

我和莎莉共同努力了 6 個月，而她表現得很好。我們還沒完全達標，但她的精神改善很多，酒量也大幅減少了。

她和先生晚上在家附近散步時，已經不太會痛。她可以和孫子玩、可以去看電影，她也會進辦公室，不用把工作帶回家做。

目前，她也有積極的在做肌力訓練！她已經完全不會痛了嗎？並不是，可能永遠達不到那個境界，但她找回人生了。我想看到她再更進步，而她認為到現在為止所發生的，已經是奇蹟。

久坐族的通病，椎間盤突出

在健康量表上，羅伯特差不多在中間位置。就他的生活方式和性情而言，就跟我在亞斯本遇到的很多患者一樣，是個超級工作狂。

他認為自己是個很健康的人，但他對健康的認知是每天在跑步機上跑 45 分鐘，同時閱讀電子郵件。在我的認知裡，這不叫健康，只是在打混而已。對於那些有背痛問題的人來說，這基本上是毫無作用的。

他一整天都花在緊張的會議、出差，還有窩在電腦前面工

作。最近，他開始出現相當嚴重的下背部和臀部疼痛，於是他來找我，坐在我的辦公室裡，看起來焦躁不安。我看到的每個患者都是這樣。

我聽完他的敘述，判斷可能是腰部椎間盤突出。我請他稍微移動一下，發現他在腰部向前彎、坐著和抬起的時候比較痛。而在站立、伸展和活動時，疼痛就會減輕。

我認為這是因為椎間盤的前面突出，而不是破裂，因為如果

疼痛的基礎理論

這裡要分享一個小趣事，其實許多個案的治療，都是從「空中踏步」這個方法開始的。它能減輕疼痛的一個重要原因，是當你正確的繃緊腹肌時，就能防止脊椎移動所引起的疼痛。這也是一個讓患者轉移注意力的簡單方法，讓他們把注意力放在運動上，而暫時忽略疼痛。

疼痛要傳送到大腦，中間是有通道的，而它們的能力有限。空中踏步的緩解現象，其中一部分就是因為向大腦「報告」這項活動，會占據相當大的神經空間，而堵塞通道。疼痛傳送可以通過的空間變小，所以就不送了。當然，有些疼痛還是會傳到大腦，但是比較少。

因此，空中踏步這個簡單的活動具有許多功能，能減輕疼痛感。聽起來微不足道，但確實有效。這就像護士會捏捏即將要注射的部位，就是想讓你的神經通路保持忙碌。

椎間盤破裂，疼痛會更劇烈，而且很可能會蔓延到他的腿上。

他的疼痛和姿勢有關，意思是疼痛的程度取決於他當時的姿勢。疼痛從劇烈到輕微，有時在數小時內就會消失。如果是突出的椎間盤造成的，無論患者是什麼姿勢，疼痛都會持續，而且經常伴隨腳或腿麻、刺痛的症狀。而且痛得最嚴重的部位通常會是腿或腳，而不是背部。

我告訴他我認為他有椎間盤突出，並解釋這是什麼意思，結果他馬上就想做手術。「手術的復原時間要多久？我應該找哪位醫師？什麼時候可以排到？」他問個不停。

我請他先冷靜下來，我們離手術那一步還很遠。我告訴他，椎間盤功能障礙有幾個不同的階段，在我看來，他的症狀並沒有那麼嚴重。我這麼說，是因為我在檢查時沒有發現神經損傷，我敲打他小腿後側的肌腱，而他的腳就猛烈抽動，代表那個部位沒有神經損傷。我對他的膝蓋也做了同樣的測試（就是你去體檢時，醫生會敲打你膝蓋上的那個地方），結果也是一樣，他的反應很正常，所以可能沒有神經損傷。

如果你有神經根痛（一直往下延伸到腳上的疼痛），就算只有一點點，你也應該去看醫生。我判斷的結論是，正常的羅伯特沒有因為神經受到壓迫，而造成任何運動神經損傷，他也沒有肌肉無力的現象。如果沒有嚴重的運動功能或神經損傷，是不太需要動手術的。

當涉及到肌肉和神經功能的喪失時，自我評估會變得很困難。所以如果你感覺好像有這方面的問題，尤其是如果你有神經

根痛，你就應該尋求醫療專業協助。

　　羅伯特沒有神經或肌肉功能受損，所以他的狀況不太可能是因為突出的椎間盤。他很幸運，在這個階段就來解決問題，這能讓他認真看待脊椎健康。同樣的，這也給我一個機會，就算不能澈底治癒，至少能大幅緩解。

　　短期內，我給他的指示，就和其他人的一樣。我告訴他可以繼續做有氧運動，但不要指望對他的背會有什麼好處。我也嚴肅的告訴他，必須戒掉長時間坐著的習慣。只有當你頻繁的站起來走動時，才會有幫助。

　　坐著的訣竅，在於「盡量少坐」，並且經常起身，改變你的姿勢。坐姿給腰部椎間盤的壓力，比其他姿勢都還要大。很遺憾，人體不是設計來坐著的。所以每隔 30 分鐘左右，就站起來走動，最棒的方式就是把所有動作混合在一起。在那之後，他生活中最大的改變，將能夠增強核心肌力並支撐他的背部。我能感覺到，他將成為一個成功的案例。

只有20%的患者真的需要開刀

　　依丹尼爾的症狀來看，我認為他應該動手術，而不僅是改變姿勢。

　　丹尼爾 35 歲，是個狂熱的戶外運動愛好者，他的疼痛從背部一直蔓延到他的腿和腳踝。他間歇性的背部抽筋可以持續幾個小時到好幾天，這種疼痛會在他做完運動後突然出現。最初的抽

筋過後，疼痛一天比一天嚴重，他說會有灼熱的感覺，嚴重程度是 9 分（分數從 1 到 10，10 分是最痛）。在這個新問題出現之前，他一直有輕微的下背痛，大約持續一年多。

下背部的疼痛讓他忍了很久，但不足以到讓他想去看醫生。新的疼痛就完全是另一回事。我替他檢查，注意到他有輕微的足下垂（dropfoot，走路時腳掌不能向上抬起，姿勢看上去像是在「拖腳」）。我注意到這一點，是因為他走路時腳跟無法著地，這是神經損傷的表現。

他腿的某些部位也有皮膚失去知覺，這也表示有神經損傷的可能性。但是，我要特別提一下，「皮節（皮膚的感覺神經分布）模式」的意思是，感覺喪失的模式是一種可預測的模式，對應特定脊椎或椎間盤的損傷。這其實很有意思，每個神經和神經根都為身體的特定區域提供感覺，因此你可以用一種可靠、可預測的方式，將它們找出來。

所以，如果你看到足下垂，加上腳背感覺麻木，就可以合理推測是 L5 神經根（腰椎第 5 節）受到壓迫，而 L5-S1 椎間盤（腰椎第 5 節與薦椎之間）就很可能有突出的椎間盤。

從背到腿上的神經根痛，表現出對觸摸不敏感和足下垂的神經功能喪失，綜合上述的這些症狀，很清楚的顯示，這不只是椎間盤突出，椎間盤可能已經破裂或突出了。

他一整年的下背疼痛，可能是腰部椎間盤突出。但從延伸到腿部的疼痛和神經受損看來，椎間盤已經破裂——有可能是在他騎著雪上摩托車飛躍，重重著陸的時候。這麼長時間下來，問題

已經累積到這個地步，現在可能該做手術了。

　　丹尼爾和很多人不同，他下定決心不做手術，想透過運動和努力來解決這個問題。我能理解他的心情，但很遺憾的告訴他，我很懷疑這是否會奏效。他仍然堅持，所以我說：「好吧，如果你能忍受疼痛，我就開始治療。」我們就這樣開始了。

　　但是，正如我所預料的，這太難了。由於他堅決不做手術，因此在這個過渡時期中，我介紹他去看疼痛科醫生，但我仍然擔心。他是冒著永久「足下垂」的風險，這太瘋狂了。幾次治療後，疼痛一如既往，他後來已經無法入睡，嘗試各種緩解疼痛和幫助睡眠的方法都沒有效果。最後，我說服他去看神經外科醫生，醫生安排他隔週做手術。

　　我很高興的告訴大家，手術很成功，6 週後，他的背痛減輕了。然而，丹尼爾知道，外科手術雖然很了不起，但它只是修復症狀，而不是治癒。因此，手術後 4 個月，他又來找我，開始做一些基本的訓練，以免自己在一、兩年後又陷入同樣的困境。他對這一切都很認真，不會再讓自己去動手術了。

　　丹尼爾就是我沒辦法幫上忙的那 20%，他的症狀已經嚴重到需要治療。那麼，你如何判斷自己是否屬於該尋求醫療幫助的那 20% 呢？

　　各種背痛都有可能是癌症的徵兆，這種機率很低，但我會建議所有背痛患者在做任何治療之前，都要去看正規的醫生，確認一下。

　　如果你有以下的症狀，你也應該尋求醫療幫助：

1. 如果你下背部疼痛，並伴隨著臀部、腿部或腳部的麻木，你需要接受外科醫生的評估，以檢測是否有神經損傷。

2. 如果你下背部疼痛，並伴隨著肌肉萎縮的跡象，比如足下垂的症狀、容易絆倒等，你也需要去看醫生。肌力喪失是神經受損的一種表現，而這種損傷是不可逆轉的。

3. 同理，如果你下背部疼痛，並伴隨臀部或腿部的刺麻感，必須去看醫生，檢測是否有神經損傷。

4. 如果你有嚴重的下背部疼痛，疼痛強度持續劇烈，而且似乎與移動、活動或姿勢無關，那麼你需要馬上去看醫生。這種背痛可能是由肌肉、骨骼以外的問題引起的。

5. 如果你有神經根痛，通常會通過膝蓋，一直延伸到腳上，而且疼痛很嚴重的話，請盡快就醫。你的椎間盤可能破裂了，應該馬上尋求醫療協助，甚至可能需要動手術。

而對其餘的人來說，這本書應該就夠了。即使是那些應該考慮動手術，或接受其他醫療幫助的人，在治療過後，你也很有可能會需要回到書中，尋求一個永久的方案來解決問題。因為一般來說，醫療解決方案雖然在某些情況下不可或缺，卻是無法一勞永逸的。

第5章

規則1：正確走跑跳，
背部不受傷

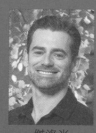

傑洛米

最明顯也最有效的方法，
是每半小時站起來走動，
並經常改變你的坐姿。

現在，來看看我在辦公室裡，為我的病人做了哪些具體治療，以及我將透過這本書為你們做什麼。為了讓你們更容易遵循，我們把它整理成 7 條規則。可以想像成是遠離背痛、邁向自由的 7 條路徑。

規則 1：正確走跑跳，背部不受傷。

規則 2：不要駝背，不管站著或坐著。

規則 3：增強你的核心肌群。

規則 4：縮肚子就對了！

規則 5：你的屁股失憶了嗎？快點把它喚醒。

規則 6：站穩了再走，走穩了再跑。

規則 7：站挺，坐挺，才撐得久。

我喜歡規則 1，因為它很明顯，而且很重要。事實上，所有背痛的人，都至少做一件以上的蠢事，所以引發疼痛。這可不是因為我們笨，我曾與美國一些很聰明的人打交道，而他們就和其他人一樣容易犯這些錯誤。

你可能會以為即將開始「大翻修」，帶來永久性的改善。但在疼痛消失之前，你不可能就這樣開始治療。規則 1 是要先透過一個簡單的步驟來消除疼痛——正確走跑跳，背部不受傷。

要怎麼辨識哪些姿勢會傷害背部或引發背痛呢？從長期的經驗中，我發現多數人在某種程度上都知道自己做錯什麼，然而，他們給出的第一個答案，往往是錯的。一開始，他們會說：「我

用奇怪的姿勢在床上翻身。」、「我彎腰繫鞋帶。」、「我搭了長程飛機。」諸如此類。這其實很有意思，幾乎每個人都認為這件小事是導致背痛的主因，但根本不是這麼一回事。

不過他們的第二個答案就會比較好。如果深入詢問，你總會聽到某個持續好幾年、甚至幾十年的姿勢模式，而在多數案例中，這些姿勢模式肯定就是疼痛的真正原因。其中最明顯的行為：「最近我經常窩在電腦前。」另一個很常見的是：「我打完高爾夫球（網球、保齡球或其他運動）後，它就突然出現了。」或是提到：「肌力訓練（瑜伽等運動）之後就更嚴重了。」當你仔細想想，那個姿勢就會更明顯，而且是很難改變的。

幾乎所有來找我的患者，我都知道是什麼姿勢造成他們的問題，因此我現在採取的方法，就是告訴所有人，停止這些姿勢。一開始必須如此，以後會有時間來解決特定問題（並讓你回去從事特定活動）。但是現在，我勸你先停止做以下的事情：

- 在電腦前坐好幾個小時。
- 瑜伽。
- 滑雪，包括單板或雙板。
- 所有肌力訓練（無論是否負重）。
- 高爾夫球。
- 雪上摩托車。
- 網球或其他球拍運動。

- 上坡健行。
- 皮拉提斯。
- 騎馬。
- 跑步。
- 騎自行車。
- 久坐，車上、飛機上或任何地方。
- 任何涉及彎曲、扭轉、捶打或壓迫背部的動作。

你可能會被這個列表嚇到，但別擔心，我們很快就會讓你再次從事這裡的活動，最後都能照常進行，但是動作要做一些調整，讓你不會傷到背。

在這些傻事當中最難解決的，就是在電腦前坐上好幾個小時。你會說你根本不能不坐，因為這是你的工作、是你謀生的方式、是你的生活……好吧，我當然明白。但不久前，就是它以極其痛苦的方式，狠狠傷了我的背。在電腦前工作也是我的生活，它差點結束我的職涯。

在電腦前坐上幾個小時是不可抗拒的事情。第一個解決辦法，**一開始會很不容易，就是每隔 20 至 30 分鐘，就起來活動一下、走一走。**光是做到這一點，就能造成極大的不同。

很多人會告訴我，他們不能經常起來走動，因為這樣會中斷思路、會變得神經質、姿勢怪異等，反正他們就是做不到。其實，絕對可以，而且必須這樣做，因為繼續久坐對你的身體沒有

幫助。站起來、改變你的姿勢、做一些伸展運動、去找人聊聊天，什麼都好。根據我的經驗，一旦你稍微習慣，你的注意力會變得更集中。

改用升降式辦公桌可能會有幫助，但請記住，重點不是要站起來，而是要移動。 如果你在升降式辦公桌前工作，就比較會四處走動的話，那很好。但別搞錯了，整天用同一個姿勢站著和坐著，是一樣糟的。解決方案是要移動和改變姿勢，而不是去買升降式辦公桌。有些人對此很認真，去買了跑步機辦公桌，一邊工作一邊走動（很緩慢的），我倒是沒試過。

坐在大型抗力球（運動用球，常用於物理治療和運動訓練）上也是一樣的道理，這件事本身沒有什麼好處，你的姿勢可能會變得更糟。但是用抗力球的話，你比較有可能移動。所以如果你喜歡，就試試吧。

最明顯也最有效的方法，還是每隔半小時左右，就站起來稍微走一走、動一動。另一個解決方法，是經常改變你的坐姿。我很不願意說這種話，但是，如果你的姿勢很好，那就時不時前傾個幾分鐘，改用「壞姿勢」一下；如果你的姿勢很糟糕，那就盡量保持良好的姿勢。

無論如何，移動一下都是好的，偶爾把腳交叉翹起也無妨。雙腿往前伸直，盡可能繃緊肌肉，維持個 20 秒，這樣做會很舒服，也很有效。身體先往後靠，雙腿張開，然後身體前傾，背部不要拱起來。只要能動一動，用什麼蠢藉口都可以。

為什麼移動如此重要呢？因為這是對抗「潛變」（Creep）

的解方，而潛變是很嚴重的事情。

導致你背痛的主因：潛變

潛變字面上聽起來很可怕，實際上也是如此。**潛變指的是身體因為你的靜態姿勢，而在很短的時間內變形。**如果你讓背部組織因久坐而「靜態彎曲」，背部組織就會開始變形，導致脊椎不穩定，使有害的負重直接落在椎間盤和關節上。「重複彎曲」也一樣，意思是在一些活動中，一次又一次重複的彎腰（比如園藝或不當的舉重）。

同樣的，平時在保護脊椎的肌肉和其他組織，會鬆垮變形，引起當下的疼痛和長期損害。這也會讓你在站立時面臨災難，因為脊椎現在很不穩定，如果你在組織恢復前就舉重物，脊椎會受傷，導致更嚴重的後果。

想想你的身體在非潛變模式下，也就是當我們處於良好的姿勢。當你保持脊椎中立，脊椎周圍的肌肉、肌腱、韌帶和關節囊都是挺的，它們會撐著你。

支持脊椎的肌肉，尤其是脊椎骨裡面和周圍的小肌肉，被稱為「多裂肌」（multifidi，複數形），有很多機械式受器（小小的感覺器官），它們對物理、機械刺激會有反應，像是觸摸或承重等。這些小傢伙透過反射，幫助我們維持正確的脊椎姿勢。它們能觸發肌肉緊張和關節僵硬等變化，使脊椎位置和肌肉力量產生微小的改變，防止脊椎超重。這件事隨時都在身體裡上演。

　　你可以這樣想像潛變：一根橡皮筋被拉得太長，所以積滿灰塵、鬆馳、沒有作用。潛變時，你的肌肉就是這樣。此外，隨著肌肉變得不平衡，該區域的關節也會變得不穩定。最後，控制這些反射的神經系統也會受影響，發送錯誤的信號，或是不發送信號，這將導致更嚴重的變形。

　　潛變本身就會引起疼痛，這是因為關節周圍的小肌肉感到不對勁，它們會抽筋，藉此維持現狀，保護不穩定的關節，抽筋的話就會痛。此外，如果你在不穩定的關節上施加壓力，它不能承受，就可能出現嚴重的損傷，比如椎間盤突出或韌帶扭傷，這也會痛。

　　最後，潛變會設局，讓你做那個「突然」的動作，而你還以為它是導致背痛的原因。

　　這裡有一個很好的例子：想像一個消防員坐在消防局裡，10個小時一動也不動。他的姿勢很糟糕，而且他維持那樣的姿勢太久，潛變就發生了。現在，警鈴響起，他開車趕去火場。這時，他拿起一條很重的水管，或是扛起一個無意識的人，他的背部早已產生嚴重的潛變，試著承擔這些重量。就在這時他感到疼痛，當然很容易認為疼痛是他的劇烈動作造成的。某種程度上來說，這也沒錯，但真正的罪魁禍首是潛變。

　　你不需要坐在消防局一整天，然後扛起某個失去知覺的人，才會發生這種事。只要整天坐在電腦前，然後從地板上撿一些稍微重一點的東西，就會發生。然而，對你和那個消防員來說，造成疼痛的不是撿東西這件事，而是潛變，它是隨著時間累積而發

生的。潛變可以在較短的時間內發生，像是在辦公桌前度過漫長的一天，維持一段時間，一定會發生。

那麼，該怎麼做才能避免潛變？就像我說的，最好的方法是每隔 20 至 30 分鐘，就站起來活動。這是短期的解決方案。長遠來看，你也會想要做一些運動，來增強你的核心肌力。在那之前，你必須學會讓脊椎保持中立，這點很關鍵。

其他的觸發姿勢

當然，引起問題的不只是久坐，所以不要只是戒掉懶惰，也要停止觸發活動，最好的例子就是高爾夫球。

假設你過著一種靜態的生活，持續一陣子，然後你到高爾夫球場去，基本動作就是整個身體的扭曲，尤其是你的下背部，因為你要用力的揮桿，但你的下背部從來沒有準備好，因為它不是設計來做這種扭曲的。你必須運用臀部旋轉，而不是下背部。

並不完全是這些運動或活動造成問題。以肌力訓練為例，肌力訓練對你有好處，我希望你堅持下去，但我們多數人並沒有真正學會如何正確的做這些事。

想想你在健身房看到的那些人，他們用很重的啞鈴，竭盡全力做二頭肌訓練。如果你仔細觀察，你經常會看到他們為了舉起重物，把背部彎曲，過程中還不停發出極為痛苦的聲音，這對脊椎是個災難。如果你必須使盡全力並移動背部來舉起重物，那它就是太重了。把臀部向前推和彎曲背部，是對腰椎最糟糕的事情

之一。

　　我們沒辦法把健身房和運動中看到的壞習慣都一一道盡，最好的方法，是讓你先停止可能有害的活動。

　　所以，有趣的事物不是永遠被禁止，只是在我們教你如何正確移動的這段時間，暫時消失一下。你必須讓你的背痊癒、學習一些正確的姿勢，還必須強化你的核心肌群。然後你就能以一個全新的自己，回到活動中，背就不會再痛了。

第6章

別讓地心引力
壓垮你的背

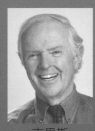

克里斯

挺直脊椎，維持核心肌力，
那麼你的背就能用 100 年。

　　你的背部在特定地方發生了一些小毛病，像是椎間盤壓迫、神經壓迫、肌肉抽筋等，唯一能真正治癒背部並避免長期疼痛的方法，就是從問題根源進行處理。

　　為了讓你對我們正在談論的事情有個清晰的概念，花點時間想一想能塑造陸塊、把山脈變成石礫的地質力量。這其實很令人震驚，這種相對較小的力量，像是風、雨、一整片的冰等，竟然真的可以把山脈變成石礫。

　　同樣的道理，我們的身體，尤其是背，也是這樣的。相對輕微的姿勢（慵懶的窩在電腦前、弓著背彎腰撿重物、站著的時候脖子往前伸），一開始做沒什麼影響，甚至幾個月、幾年，都沒什麼關係。年輕人就算長時間維持糟糕的姿勢，也不會出問題。

　　然而，隨著時間過去，比如說幾十年，因為駝背窩在電腦前而承受的背部壓力，會一直累積在你的背上。到了某個瞬間，那些用錯誤方法撿東西的微小壓力，就會讓你痛到在地上打滾。時間和壓力，會把你的脊椎搞垮。

　　理解這個概念後，你可能會認為，無論我們怎麼做都逃不了。幾十年累積下來，無論多小心，光是地心引力帶來的壓力也會破壞我們的背。不過，事實並非如此。如果使用妥當，你的身體，尤其是脊椎，是絕對足以承受 90 年、甚至 100 年的地心引力。只要用正確的方式站立和移動（也就是保持脊椎中立），並採取有效的步驟來鍛鍊核心肌群，這些肌群可以牢牢的將脊椎維持在中立位置，那麼你的背就可以用 100 年。這事有點令人驚訝，但令人充滿希望。

做那些在你控制範圍內的事：不要駝背、維持核心肌力，那麼你一輩子都可以抵禦那些壓力。

身體主要承受兩種以上的基本壓力。一個是大家熟知的地心引力，它占的分量很多，還有一個是移動造成的壓力，尤其是規律、重複性的動作，像是我們怎麼站立或蹲下，怎麼撿起地板上或拿架子上的東西；或者，我們在打網球時發球的方式，以及打高爾夫球時揮桿的方式，都會影響。

如果你的姿勢很糟糕，光是地心引力，就能讓你背負可怕的後遺症。然而真正的殺手是「負重」動作，這裡說的負重，指的是體重之外的任何東西，比如撿東西或拿重物。舉個例子，你轉動身體撿一些輕的東西時，如果是運用下背前彎而不是屈曲臀部，這種動作已經很不好，如果你舉起的東西重達 4、5 公斤以上，傷害的可能性就會呈倍數增長。

以錯誤的方式進行肌力訓練，比完全不做還糟。那些我所見過最悲傷的人，就是多年來認真做肌力訓練、稍微有點年紀的男女，他們一直都用錯誤的方式在做。這些人現在幾乎不能移動，因為他們一直用錯誤的方式負重，而且做了一輩子。他們的背部和關節都是一團糟，而訓練器材練不到的小肌肉都已經萎縮，這需要長期矯正運動。

舉幾個簡單的例子，請見下頁圖 6-1 的左圖，她正要拿起很重的東西，但她的姿勢很好，脊椎是中立的。而且，她在做這個動作之前，已經穩住她的核心部位，來保護背部。

她的核心肌群很強壯，當她從這個位置起身時，是由臀肌

來支撐，這正是它們的用途，上升的壓力會均勻分布在她核心及脊椎表面的肌肉。她可以一輩子都舉重物，一樣過得很健康，當然，她需要很清楚自己該舉多少重量、重複練習做多少次。

現在看看圖 6-1 的右圖，她想做的事情跟左圖的人一樣，要拿起的重量也差不多。但她很可能會受傷，因為她的背拱起來了。上升的壓力直接通過脊椎，壓力集中在椎間盤和脊椎骨的邊緣。假設這兩名女性的力量和健康狀況相同，從她們身上可以看出兩件事。首先，左邊女性可以承受的重量，比另一位多了40％。這件事情很重要，每位奧運或專業的舉重運動員都知道這點，因此他們會很小心保持脊椎的平衡。

隨著年歲累積，這兩個人會發生什麼事？右邊這位以錯誤姿勢（背部拱起）舉重物的女性，讓脊椎與椎間盤邊緣承受莫大的壓力，時間久了會急劇惡化。而另一位女性……不會有事。

即使是普通的動作，如果長時間重複，也會對你產生嚴重的

圖6-1　拿起重物的姿勢

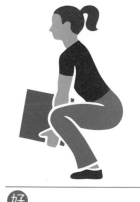
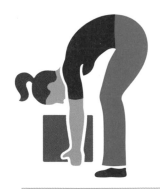

好　　　　　　　　　　壞

影響。想想我們懶洋洋的窩在電腦前，這個動作對背部造成的壓力，當然沒有像用錯誤的方式拿重物那麼大。但是，如果長期做這個動作，你會把自己的背弄得一團糟，就像錯誤舉重一樣糟。想想相較於颶風，溫和的降雨需要更長的時間來侵蝕，但最終壓力是一樣的，山脈還是會坍塌。

只有傻瓜才會做出讓自己陷入困境的姿勢嗎？顯然不是，我們所有人都會這樣漫不經心的坐在電腦前。而且，還有一些不好的姿勢是很細微的，沒有人會注意到。

舉例來說，你的某隻腳有關節炎，走路時，每一步都會痛，你根本不需要去想，自然就會稍微調整一下自己走路的方式，而且確實有幫助。麻煩就在於，這個微小的改變，可能也會影響到你運用臀部的方式，而這種小改變是很嚴重的。

你開始以稍微不一樣的方式走路，於是下背部承受著不平均的壓力。除了活動的姿勢不正確之外，這就是背部錯位最常見的原因之一。隨著時間推移，你不經心調整的走路姿勢，加上受影響的臀部，將會搞垮你。這個故事有數百種不同版本，大部分是影響臀部，接著是背部，也有一些是肩膀很難受等。

天才醫師也會犯的錯

我在寫這本書時，傑洛米和我正在亞斯本，進姿勢期五天的靜修。今年，其中一位訪客是心臟科專家，他是一個很聰明的人，但他的背和頸部一團糟。

他是全美國最聰明、醫學教育程度最好的人之一，然而他卻已經做了兩次背部手術，如果他說還需要再做一次手術，我和傑洛米都不會感到驚訝。

因為他工作時，常常彎著腰使用一些診斷設備，而且使用這些設備時，醫生必須穿戴很重的防護板。就這樣，他一直彎腰專注盯著這個診斷設備，脖子上掛著沉重的防護板，好多年下來，他的背不痛才奇怪！

他告訴我們，第一次出現嚴重的背痛時，外科醫生給出的結論是椎間盤突出，所以他動了手術，切掉壓在椎間盤上的部分脊椎骨，也從椎間盤中排掉一些液體，讓椎間盤變小一點。之後，他的背痛大為減輕。

但 8 年後，疼痛又再次出現，這次發生在另一個椎間盤和脊椎骨，並執行第 2 次手術。同樣的，疼痛暫時緩解。但傑洛米看他走動、看他做熱身運動的模樣，顯然他的背仍然是一團糟。除非他的工作姿勢做出根本的改變，否則情況是不會變的！

第7章

規則2：不要駝背，
不管站著或坐著

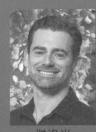

傑洛米

> 運用核心肌群支撐脊椎，
> 並讓臀部的活動最大化。

假設你已經意識到一直在做的那些運動會傷害到背部，那很好，現在是時候開始治療了。我們要做的是固定你的下背部或腰椎，這樣它就可以在你做了這麼多年傷害它的事情後痊癒。

這樣的比喻並不完美，但你可以把飽受折磨的背想像成斷掉的手臂或腿。假設，你摔斷一隻手臂，醫生會打上一層石膏，這樣你就不會撞到或扭到它，藉此給它癒合的時間。背部也一樣，只是我們沒辦法在受傷的背部打石膏。我們能做的，就是告訴自己該保持哪些姿勢，這樣你就能有效固定下背部。這並不容易，但是會有效果。

記住，如果你不固定背部，它就不會痊癒。而且，不穩住背部可能會讓狀況變得更糟。

所謂固定腰椎是什麼意思？我並不是說你不能坐下、走路、過正常的生活。我的意思是，你必須很注意脊椎是否挺直。不要駝背就是治癒的核心。是時候來學習如何做到脊椎中立，以及如何在你做各種活動的時候，依然維持這種姿勢。

脊椎如果其中一個關節出問題，周圍的結構可以幫你承載壓力，大致上還是可以正常運作而不感到疼痛。撇除不良姿勢所造成的壓力不說，其實患者的脊椎中都還有足夠的空間，讓他們繼續維持正常生活。

例如，神經從脊椎伸出來的洞（椎間孔），大小仍然足以讓神經通過而不會引起疼痛，只要你不要用糟糕的姿勢去擠壓此處。同樣的，被擠壓的椎間盤中，或許仍然能提供足夠的緩衝，不至於讓脊椎彎曲或變形。

直立指的是位置，在這種狀態下，整段脊椎最不會負擔過重。圖 7-1 是脊椎中立的範例，患者若能保持脊椎中立，也有很大的機會可以正常生活，根本不會疼痛。

以多數人來說，圖 7-1 最左邊的圖，脊椎是中立的，另外兩個不是。

注意圖片中「好」脊椎下背部的曲線。對多數人來說，這就是脊椎中立時的樣子。如果你已經產生明顯的退化，或是生來就有異常，那可能會有點不同。現在，就假設你的中立脊椎跟左邊那個人一樣。脊椎因人而異，無論你自己的中立位置是什麼，那都是你應該保持的姿勢，同時也是你最不會痛的位置。

圖7-1　脊椎中立

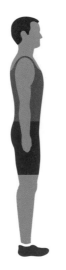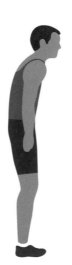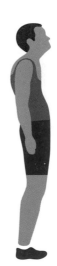

 好　　　　 壞

我預測只要幾個月，**這個姿勢就會變得很自然，幾乎不需要刻意去想**。我們生命中最像魔法的特色之一，就是「肌肉記憶」。有意識的保持正確脊椎位置一段時間，肌肉記憶就會接手。接下來的問題，就是要確保你的肌肉夠強壯，可以做好它們的工作。

如何保持脊椎中立，同時依然過著活躍的生活？那就需要學習用核心肌群去支撐脊椎，並且讓臀部的活動達到最大化（與下背部正好相反）。正如克里斯在第 3 章提到的，**我們的基本規則之一是不可彎曲或扭轉下背部。其實你本來就不需要扭轉下背部，你可以運用臀部左右旋轉、前後彎曲。**

你可能會問：「腰椎的活動範圍很重要嗎？」對於那些有明顯背痛的人來說，這通常是最不重要的因素。多數經歷過嚴重背痛的人，脊椎已經重度磨損和撕裂。

我最常看到的狀況，是兩樣東西的組合：第一，活動能力低下（僵硬）的脊椎關節，來自關節炎造成的退化與改變；第二，過度活動（鬆弛）的腰椎關節，來自韌帶過度伸展和肌肉萎縮。

當我們藉由支撐和固定腰椎來保護脊椎，並完全改變從腰椎到臀部和上肢帶（連結上肢與軀幹的部位）的運動方式時，這些問題就能得到最妥善的解決。

你可以進行一些溫和的腰部運動，像是我們後面會介紹的「貓式」練習。在關節潤滑、減少椎節與椎間盤之間的摩擦、滋養椎間盤等方面，小範圍的腰椎活動是必要的。例如，行走就需要腰椎關節的旋轉，加上協調肌肉收縮，才能加強穩定度。

出於治療背痛目的，我們建議將腰部運動控制在最小限度，尤其是在你仍會疼痛的時候。一旦背痛發生，你應該只做輕鬆、無負重的腰椎運動，比如走路、貓式運動。如果你曾有背痛，那麼脊椎的穩定性、核心肌群耐力、臀部的靈活性，以及核心和臀肌的力量，對於保持健康的脊椎來說，是很重要的。

你幾乎不需要旋轉下背部，或針對它做過多的運動，也可以過著很好的生活。讓你的臀部來做這件事，背痛復發的風險就會大幅降低。

尋找脊椎中立的位置

對某些人來說，找到脊椎中立的位置可能有點棘手，但你可以做到的。做法如下：仰躺，膝蓋彎曲，腳底平放在地板上。試著放鬆整個身體，只要呼吸就好。然後，我們從骨盆傾斜開始。

要做到這一點，就讓你的下背部平貼在地板上（見下頁圖 7-2 的 A），把你的尾骨向上彎。如果你想給它取名的話，這叫「骨盆後傾」。現在，拱起背部，使下背部離開地板（見下頁圖 7-2 的 B），並將尾骨指向地面（骨盆前傾）。在這兩個動作之間，慢慢的反覆做幾次（見下頁圖 7-2 的 C）。

在放平背部或拱起背部之間，找到你下背部最舒服的位置，然後停在那裡，這就是你脊椎中立的位置。這可能需要多嘗試一下，但並不難。

每個人的脊椎中立位置取決於他們的腰椎條件。對多數人來

說，腰部會有一個柔和的曲線。而那些已經有椎間盤突出的人，他們脊椎中立的弧度可能會更大（臀部伸展更多）；對於那些有椎管狹窄的人，他們中立的位置可能比圖 7-2 的 C 圖更平坦。

想著你的脊椎中立，一直保持這個姿勢，直到肌肉記憶接手主導。

接下來，我們會繼續討論幫助你保持脊椎中立的技巧，但是要先告訴你，為什麼你以前沒有聽說過這些概念。

圖7-2　尋找脊椎中立的位置

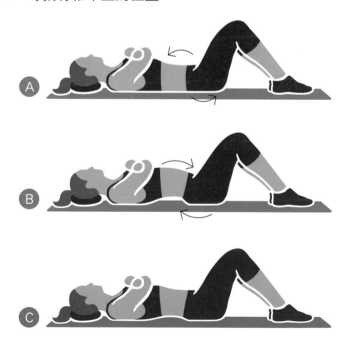

第8章

規則3：增強你的核心肌群

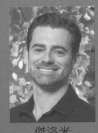

傑洛米

> 正確使用核心肌群，
> 可以減輕背部椎間盤和關節的壓力。

現在我們來談談在各種情況下保持脊椎中立。基本上，就是稍微收緊你的核心肌群，來穩定脊椎，就像有人輕輕打你肚子一樣收緊。別擔心，我們會帶你慢慢練習，達成目標。簡言之，這就是本書中最基本的步驟之一：隨時以中立的脊椎和稍微收緊的核心肌群來支撐自己。增強你的核心肌力，這樣你就能輕鬆做到這一點。

保持核心肌群的強壯，可以穩定你的脊椎，你就能承受各種壓力。

身體天生的舉重腰帶

我們接下來就要討論核心肌群，希望你能理解它們是如何運作的。

從韌帶開始。它們連著核心的肌肉，支撐你的脊椎，否則你的脊椎就會晃來晃去。脊椎從上到下，除了有這麼多韌帶外，它們還經過精巧複雜且密集的編織，為你提供局部的穩定性。

接下來是肌肉。你有一層又一層的肌肉，交叉或以其他方式附著，支撐脊椎，讓它保持穩定。你知道有些舉重運動員，在舉重時會繫上又大又重的腰帶嗎？你不需要去買這種東西。你天生的舉重腰帶就能發揮同樣的效果──就是核心肌群，只要你使用它們，並讓它們保持不走樣就好了。

當你以正確的方式使用核心肌群時，它可以減輕背部椎間盤和關節的壓力，讓你鎖定在脊椎中立的位置，這樣你就可以移

動、運動，在不刺激背部的情況下度過一天。透過一些練習，你將能夠以中立、穩定的脊椎做你想做的事。

另一個關鍵的步驟，是學習讓你的核心肌群支持脊椎的中立位置。同樣的，仰躺下來，膝蓋彎曲，腳底平貼在地板上，再次找到脊椎的中立位置，使用我們提過的方法（見圖 8-1）。

稍微收緊腹部肌肉，我們要試著碰觸到一、兩層以下的肌肉，而不是表面肌肉，你可以想像橘子或葡萄柚掉在肚子上。為了測試你是否有做對，把你的手放到髖骨內，手指向內並戳向腹部，現在輕輕的向內按壓腹部。這個練習的目的，是讓你感覺到核心肌群的收緊。

圖8-1　運用核心肌群

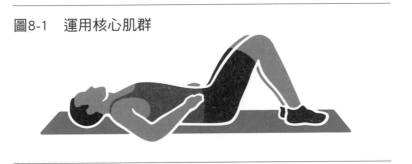

在你收縮這些肌肉時，能保持正常的呼吸頻率嗎？如果不行，你用到的可能是橫隔膜，而不是腹部肌肉。練習呼吸幾次，同時保持腹部支撐。

想像你要排尿時，試著憋住的感覺；或者，想像如果有人要在這個位置搔你癢，你會輕輕的撐住腹肌，這就是我們要做的。

不確定自己是否做對嗎？別擔心，我們來做一個測試。

以中立脊椎緩慢踏步

在本書的開頭，我敘述自己的背痛經過時，曾經提過這個練習。現在，你已經找到脊椎的中立位置，也已經運用到核心肌群，讓脊椎維持在適當的位置。很好，現在讓我們做一些活動，從臀部開始，不要動到你的背。

步驟 1：找到中立脊椎。

步驟 2：運用核心肌群。

步驟 3：在維持核心肌力的同時，慢慢將一隻腳抬離地面，保持膝蓋彎曲，不要讓下背部拱起或平貼到地上。如果你不知道背是否有移動，把一隻手放在下背部，看看它在你做腿部運動時，是否有跟著移動。

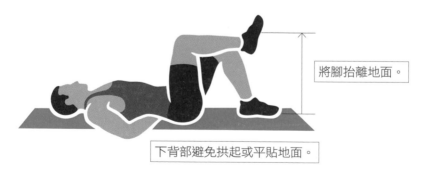

將腳抬離地面。

下背部避免拱起或平貼地面。

步驟 4：現在把腳放回地面。最難的部分是當你從一隻腳換到另一隻腳時，注意不要讓核心的支撐力鬆掉。換腳的時候，你

不應該感覺到軀幹在左右移動。如果你不確定，就把手放在腰下。如果你確實感覺到身體在移動，重新調整，並再試一次。

　　步驟 5：現在把動作連起來，試著用一隻腳「踏步」，然後換另一隻腳，不要動到下背部。

　　步驟 6：重複 10 次。

　　這個簡單的練習在解決背部疼痛時，可以發揮很大的作用。

問題排除

　　• 做這個練習的時候，你的背會痛嗎？如果會，馬上停止。放鬆全身，重新找到脊椎中立位置。這樣會痛嗎？如果會，你的

提醒

　　針對背痛的運動不該使你的背痛加劇！在你學著使用新的肌肉時，可能會感到這裡痠、那裡痛，但是背痛不該隨著你使用這些肌肉而增加。

　　如果這些運動使你的背痛更不舒服或引起疼痛，就該馬上停止。這表示你可能沒有用正確的方式做運動、嘗試做大範圍的活動、重複太多次。或者，這個運動不適合你（這種事的確會發生）。

脊椎可能不是在中立位置，請回到第 7 章。如果脊椎中立時不會痛，請繼續讀下去。

· 如果你能在仰躺時，找到一個不會引起疼痛的脊椎姿勢，那麼你就有可能在不疼痛的情況下完成踏步運動。再努力一陣子，你就很有可能在沒有背痛的情況下走路、移動，過完一天的行程！剛開始的時候，你或許只能把腳抬離地面 4、5 公分。沒關係，隨著你的核心肌群越來越強壯，越來越能察覺脊椎穩定度，你的力量和活動範圍將會不斷進步。

· 對某些人來說，這可能需要很長的時間。我們正在努力改變你們已經維持了幾十年的習慣，不太可能在一天或一週內達成。堅持下去，直到你能夠毫無痛苦的完成它。即使是這麼簡單的動作，你也必須先建立基本的肌力，才能完成。

以中立脊椎緩慢踏步，搭配肩膀動作

如果你無法在不會疼痛或背部不動的情況下掌握第一個練習，請先不要嘗試。對於已經準備好的人，可以繼續練習。

步驟 1：找到你中立的脊椎，像之前那樣運用核心肌群。

步驟 2：這一次，保持腿不動，只要把手臂往頭上舉，再放回來，一次一隻手。這動作應該比移動腿容易，但要確保背部不移動。

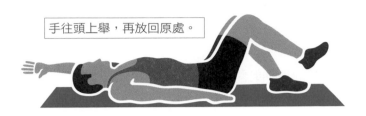

手往頭上舉，再放回原處。

步驟 3：現在，試著結合腿部動作，舉左手時抬右腿，舉右手時抬左腿，同時保持脊椎中立。

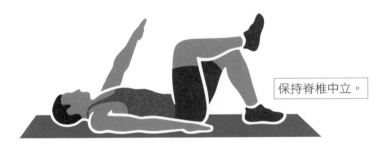

保持脊椎中立。

步驟 4：重複 10 次。

步驟 5：如果你感到疼痛，就做腿部運動。

做到了嗎？恭喜你！你剛剛學會穩定脊椎，這是本書的關鍵概念之一。你剛才學會如何在臀部和肩膀移動時，保持腰椎不動。如果你可以在躺著時做到，再經過一些練習，應該就能夠在站著和移動時都做到了。

第9章

規則4：縮肚子就對了！

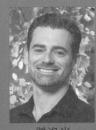

傑洛米

鍛鍊核心肌耐力的最佳方法，
就是縮肚子 10 到 15 秒。

核心肌是指臀部到肩膀之間的所有肌肉，包括前、後和兩邊的肌肉。這些肌肉必須協同運作，以相等的力量同步進行，來支撐脊椎，並將有害的重量從脊椎上安全的分散掉。因此，你必須訓練整個核心肌群，而不只是腹肌。而且，也必須學會用同樣的力量使用所有肌群。

肌群中的任何環節薄弱，都會導致整個系統失靈，使得脊椎受損，而引起背部疼痛。也就是說，要做「全身的」運動。

我們的目標是要建立肌耐力而不是拚命用力。耐力是一塊或一組肌肉，長時間抵抗阻力而保持收縮的能力；用力則是短時間內發揮最大力氣的能力。想一想，我們多常使用這些肌肉，來保持姿勢和維持有支撐力的核心肌群？沒錯，一直都要。在一天當中，隨時保持適度的收縮，比可以在幾秒鐘內產生最大收縮還重要得多。

為了培養肌耐力，每天鍛鍊核心肌群是很重要的。一旦你養成習慣，每天只需要 10 到 15 分鐘，可以一輩子減輕背痛，這是個很不錯的交易吧。額外的好處是，多數人在做了這些運動後，就算醒來時依然背痛，在早上活動時會感覺好很多。這有點違反直覺，但就算感覺很痛苦，還是去做吧。

在此建議，你可能已經花了數年的時間，在做各種具有破壞性的動作，因此，當你在做本書中的任何練習時，如果沒有留意，很可能會再度使用相同的方式。舉例來說，在應該使用臀肌時，你過去使用的可能是大腿後側或背部肌肉。務必注意練習步驟，並確實按照指示做這些練習。若用錯誤的模式去做，只會讓

你的背痛更嚴重。

　　鍛鍊核心肌耐力的最佳方法，是進行 10 到 15 秒的收縮。凡事要求好還要更好的讀者們，即使你能維持長時間的收縮，也只做我建議的時間量就好，憋得越久，越不好。事實上，憋得太久還可能造成傷害。

　　在我們開始具體的練習之前，先說明一些基本規則：

　　・ 除非另有說明，否則在所有練習中，都要保持脊椎中立和核心支撐。

短時間的爆發

　　研究顯示，肌肉纖維的最大量補充，發生在等長收縮（isometric exercise，肌肉在收縮過程中的長度不變，不產生關節運動，但肌肉內部的張力增加）的前 10 到 15 秒，例如棒式與側棒式。這段時間過後，就會開始感到疲勞，並對椎間盤、韌帶和關節施加更多壓力，這可能導致刺激和發炎。

　　這種肌肉疲勞和刺激關節的過程，患者在運動過程中是察覺不到的。若是做多了，日積月累之下，可能會增加背痛。已經有許多研究證明，與長時間撐著相比，這些短時間的等長運動，能夠提升同樣程度的肌耐力，並且比較不容易造成傷害。

‧ 在練習的過程中，不要只是做完就好。想著自己在做的事情、移動的方式。做這些運動的原因，是要改變你在移動和姿勢方面的習慣。每天做這些運動，不僅能增加力量和耐力，還能提醒你用中立脊椎移動的正確方式。

‧ 如果你的身體狀況很不好，那麼一開始練習的時候，你做的時間可能要短一點，或重複次數少一點。背部運動不應該讓你的背更痛，如果出現這種情況，就得減少重複的次數或秒數。如果仍然疼痛，回到第 7 章和第 8 章，再次練習尋找和保持脊椎中立。如果在多次嘗試某個特定的運動後，仍然感到疼痛，那麼就放棄那個特定的運動，因為它可能對你的脊椎不好，每個人的狀況都不太一樣。

‧ 要能辨識肌肉疼痛和損傷性疼痛的差異。一般來說，如果你在運動過程中感到疼痛，先停下來。若疼痛很快就消失（幾秒鐘），那麼很可能只是肌肉重新運作的疼痛，只要疼痛不惡化，就繼續做。如果停止運動後，疼痛持續超過幾秒鐘，就可能是更嚴重的問題，如關節或神經受到刺激。停止動作，回到脊椎中立狀態，然後再試一次。

7 項每日練習

我強烈建議你在一天開始的時候做，但不要一起床就馬上做，這基於各種原因，比如在剛起床的幾分鐘內，你的椎間盤受傷的風險是比較高的，你必須先稍微走動一下，才開始做練習。

你也可以先喝咖啡或吃早餐，然後在出門之前，做這些練習。

這很困難嗎？當然，剛開始的時候都是如此。但一段時間後，它會變成自然動作——一種愉快而有益的方式，來開始新的一天。

練習 1：搭配肩膀動作，運用中立的脊椎緩慢踏步

這個練習是你在第 8 章學過的，你要每天早上提醒自己保持脊椎中立和核心支撐。

跟著先前的步驟做。重複 10 到 20 次——足夠讓你感覺你的手臂和腿可以移動，而不需要移動你的背部。如果你感到疼痛，只需回到腿部動作，緩慢前進，保持脊椎中立。

練習 2：橋式

橋式有幾項重要功能，它能喚醒臀肌，增強脊椎的穩定性，加強核心前側與後側肌肉的耐力和力量。這是正確深蹲的前身動作，這部分後面會提到。

橋式練習

步驟 1：平躺，手臂放在身體兩側，雙腿張開與髖部同寬。

步驟 2：找到脊椎中立位置，用核心肌群支撐，將其固定。

步驟 3：彎曲膝蓋，讓腳跟著地，但腳趾懸空。

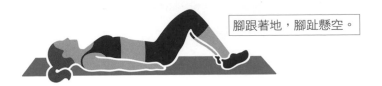

> 腳跟著地，腳趾懸空。

步驟 4：臀部夾緊，就像你試著用它們夾住一枚硬幣那樣。

步驟 5：使用臀肌抬起臀部，但不要移動下背部。將軀幹提起時要保持脊椎中立。

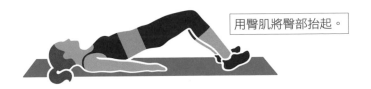

> 用臀肌將臀部抬起。

步驟 6：停 5 到 10 秒。你會感覺到臀部兩側的肌肉運作。

步驟 7：緩慢將背部放回起始位置。

步驟 8：重複步驟 2 到步驟 7，做 5 到 10 次。

問題排除

· 膕旁肌（大腿後側肌群）抽筋。如果你膕旁肌抽筋，在你把臀部抬離地面之前，輕輕把你的腳掌推向地面。

· 膝蓋疼痛。如果一邊或兩邊膝蓋疼痛，在你把臀部抬離地面之前，輕輕把膝蓋向外壓。

· 無法保持脊椎中立。先試著把臀部抬離地面 3 公分。在接

下來的幾週中，慢慢練到可以做完整的橋式。

　　‧ 感覺不到臀肌在運作。閱讀第 12 章，然後回到這裡，做下面的「初步練習」。

　　‧ 如果練習過程中，你背痛發作，請做下面的初步練習。嘗試幾天或幾週，然後回來再試一次，一定要按照說明去做。如果你的背仍然疼痛，你的脊椎可能有一些症狀，比如嚴重的椎管狹窄，使你對脊椎伸展動作很敏感。如果是這樣，這個練習可能不適合你。

　　背痛患者做橋式運動最常犯的錯誤，是在抬起臀部這個姿勢時，用的是膕旁肌而不是臀肌。如果你膕旁肌抽筋，那就是臀肌使用不夠。翻到第 12 章，練習「第 1 部分」，然後回到這個練習，再試一次。

初步練習：收緊臀部

　　如果你還沒有足夠的力量或控制力，做不到任何一次正確的橋式，那就從收緊臀部開始鍛鍊。

　　步驟 1：平躺，雙臂放在身體兩側，雙膝彎曲，雙腳與髖部同寬。

　　步驟 2：找到脊椎中立位置，用核心肌群支撐，將其固定。

　　步驟 3：把臀部收緊，就像試著用臀部夾住一枚硬幣那樣。

步驟 4：保持 10 秒鐘。

步驟 5：做 10 次。

進階練習：單腳橋式

一旦你能夠駕馭橋式，背部沒有任何不適，那麼你可能會想要進階到單腳橋式。

步驟 1：遵守橋式的所有規則。

步驟 2：當臀部和軀幹離地時，要確保核心肌群支撐著。

步驟 3：膝蓋伸直把腳抬高，臀部不能下垂。當你把腿伸直時，會感覺到踩在地上另一隻腳的臀肌開始出力。

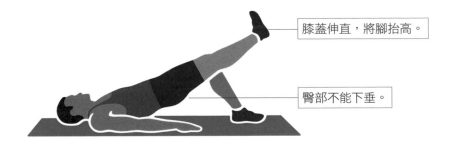

膝蓋伸直，將腳抬高。

臀部不能下垂。

步驟 4：維持 5 到 10 秒。

步驟 5：慢慢將伸直的腿放下來，回到一開始彎曲膝蓋的姿勢。做這個動作時，不要放下臀部。用中立脊椎保持橋式位置，直到腳放回地板。

步驟 6：慢慢把臀部放回地上，回到開始的位置。

步驟 7：換腳，重複步驟 1 到步驟 6，確保有抬到完整的橋式，在伸直膝蓋抬腿之前，務必穩住核心。

常見錯誤

・抬腿的時候，臀部很容易會偏向一邊，你要保持大腿平行。如果做不到，表示你的肌耐力還不夠。

・試著把腿伸直之前，一定要做到位，並且穩住核心和脊椎。在回到起始動作之前，要確保腿已經放下。

・不要把伸直的大腿抬起來，要確保兩條大腿保持平行，這樣你就會使用到臀肌來保持骨盆穩定。

練習 3：捲腹和棒式

這兩種練習我們一起討論，因為它們有很多相同的功能，有些人沒辦法做到棒式，這沒關係。棒式可以讓你恢復成能做較為劇烈的運動，但光是捲腹運動，就足以讓你擺脫疼痛。

捲腹和棒式的目的，是增強腹肌、臀大肌、背闊肌的耐力，並增加脊椎穩定性。很少有背痛患者的肌肉是強壯到可以一開始就能把棒式做好的，通常必須先做幾次捲腹，才能做到棒式。

捲腹

首先，捲腹運動不是仰臥起坐。已經證實仰臥起坐對脊椎很危險。這種動作會讓腰椎間盤承受危險的負荷；如果你想找到一種使椎間盤突出的方法，仰臥起坐就是個很好的選擇。

捲腹跟仰臥起坐不一樣，在捲腹運動中，腰椎是不能移動的，必須始終保持中立。

步驟 1：平躺，雙臂放在身體兩側，雙腿張開與髖部同寬。

步驟 2：找到脊椎中立位置，用核心肌群支撐，將其固定。

步驟 3：如果可以，把雙手放在後腦，如果你因為肩膀不舒服所以做不到，沒有關係。為雙手找個舒適的位置即可。

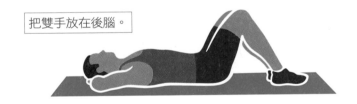

把雙手放在後腦。

步驟 4：輕輕把下巴向脖子靠攏，讓自己有個「雙下巴」。在整個練習過程中都保持這個姿勢。

步驟 5：緩慢的抬起肩膀和頭，大約離地面 2 到 5 公分，適當的繃緊腹部肌肉，不要讓下背部攤平或拱起。在不移動下背部的情況下，盡量讓肩膀離地面越遠越好，最大距離不會超過 10 公分。

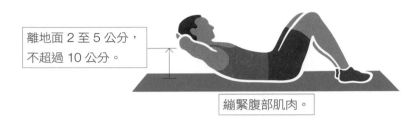

離地面 2 至 5 公分，不超過 10 公分。

繃緊腹部肌肉。

步驟 6：停留 5 到 10 秒。

步驟 7：慢慢回到起始位置，不要移動下背部。

步驟 8：重複步驟 1 到步驟 7，做 5 到 10 次。

問題排除

「我脖子會痛。」首先，你不應該用手臂去拉你的頭。你的手臂只是用來支撐頭部和頸部。在練習之前，確保下巴已經往脖子的方向收，這將運用你的深層頸屈肌（脖子前側的肌肉）支持脊椎。如果這樣還不能緩解頸部疼痛，那就進行初步練習。

常見錯誤

・ 最常見的錯誤是後背攤平或拱起，會導致脊椎不穩定。

・ 下巴突出。如果每次做動作時，你的下巴都向外伸，那麼你就沒有穩定頸椎。因此，確保在做每個動作前都要縮下巴。

初步練習：腹部收縮

做這個練習，直到腹部有足夠的力量可以完成捲腹運動。

步驟 1：起始的姿勢和橋式一樣。

步驟 2：把一隻手放在下背部後面，一隻手放在肚臍旁邊。

步驟 3：收緊腹部肌肉，但不要使背部攤平或拱起。

步驟 4：堅持 5 到 10 秒。

步驟 5：重複幾次，直到感覺疲勞。

進階練習：棒式

一旦你能掌握捲腹的動作，接下來就試試棒式。這是一個很好的練習，可以增加核心肌群的穩定性、耐力和力量。有些人可能無法做棒式，如果不行，就做捲腹運動即可。

步驟 1：趴下來，臉朝下，額頭放在地上，雙臂平放在身體兩側的地板上，手肘彎曲，掌心向下。

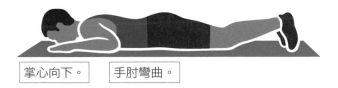

掌心向下。　手肘彎曲。

步驟 2：找到脊椎中立位置，用核心肌群支撐，將其固定。

步驟 3：把臀肌收緊，雙腿靠攏，腳尖著地。

步驟 4：身體抬起，用前臂和膝蓋支撐，手肘在肩膀下方。

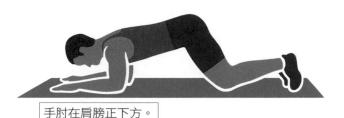

手肘在肩膀正下方。

步驟 5：把膝蓋抬離地面，用腳趾和前臂支撐身體。

步驟 6：將前臂往腳的方向施力。你的前臂不應該移動，這應該會讓你感到背闊肌和下腹肌更加收縮。

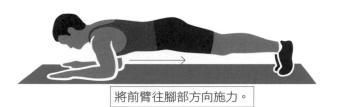

將前臂往腳部方向施力。

步驟 7：停留 5 到 10 秒。

步驟 8：慢慢的，先把膝蓋放回原位。不要讓髖部先著地，因為這樣會使背部拉伸，並可能引起疼痛。

步驟 9：重複步驟 1 到步驟 8，做 2 到 5 次。

問題排除

• 「這動作讓我的下背部會痛。」有些人就是不能做棒式，

即使他們用正確的方法做，也會使背部疼痛。如果你不能做棒式，就別管它了，持續做捲腹運動。

• 但是，先確定你是真的不能做。比如說，如果你下背部會痛，試著把臀部抬高一點，可能是你的臀部往下，拉伸到背部了。另外，在抬起膝蓋完全用腳趾支撐之前，要確保核心肌群確實撐住了。最後，臀部要收緊，這樣可以支撐下背部。如果這些都沒用，那就繼續做捲腹運動。

• 「我的肩膀會痛。」確保你有將前臂往下向地面和往後向腳施力。如果這樣沒有幫助，嘗試後面的初步練習。

常見錯誤

• 雙腿沒有靠在一起，這會使得臀肌的運用更困難。

• 背部朝上，但臀部向地板方向下墜。這將使得有椎管狹窄或小面關節症狀的人背部疼痛。

• 你忘記在肩膀往後拉和前臂往地上壓時，下巴不要往內縮。這會導致肩部和頸部的壓力增加，導致肩頸疼痛。

初步練習：膝蓋棒式

如果你還沒有準備好做棒式，但又覺得捲腹太簡單了，試試這個。

步驟 1：趴下來，臉朝下，額頭放在地上，雙臂平放在身體兩側的地板上，手肘彎曲，掌心向下。

步驟 2：找到脊椎中立位置，用核心肌群支撐，將其固定。

步驟 3：把臀肌收緊，雙腿靠攏，腳尖著地。

步驟 4：身體抬起，用前臂和膝蓋支撐，手肘在肩膀下方。

步驟 5：將前臂平放到地板上，將它們同時往下向地面和往後向腳的方向壓。你的前臂不應該移動，你只是製造一個拉向地面和腳的力量，這應該會讓你感到背闊肌和下腹肌更加收縮。

步驟 6：停留 5 到 10 秒。

練習 4：膕旁肌伸展

動態膕旁肌伸展有助於提高髖部靈活性，也有助於加強你在移動腿部的時候，仍能維持脊椎中立的能力。它也能建立核心肌群耐力。

步驟 1：平躺，找到脊椎中立位置。

步驟 2：用核心肌群支撐，固定中立脊椎。

步驟 3：一隻腳膝蓋彎曲，腳底平放在地面上；另一隻腳伸直抬起，腳趾指向天花板。

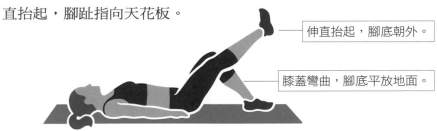

伸直抬起，腳底朝外。

膝蓋彎曲，腳底平放地面。

步驟 4：小心抬起伸直的那條腿，確保下背部沒有平貼到地板上。可以將一隻手放在下背部檢查，感受是否有移動。盡量把腿抬高，但不要把背部平貼到地上。

步驟 5：每條腿重複 10 到 20 次。盡量多做一些，直到感覺膕旁肌得到適度的伸展，鍛鍊到核心肌肉。

警告

這個練習可能會刺激神經根病變患者的症狀，像是腿部、腳部疼痛或刺痛。如果你有這些症狀，練習時要小心。如果這個練習加劇腿或背部的症狀，等到症狀消失後再做。

常見錯誤

最常見的錯誤就是抬腿時，背部平貼到地上。這些練習中最重要的一點就是要你保持脊椎的穩定性。請不要為了提高運動的速度，而犧牲脊椎穩定度。把腿抬高到最高，但不要壓平背部或彎曲膝蓋。練習一陣子之後，膕旁肌的靈活性會逐漸增加。

練習 5：側棒式

側棒式是訓練核心外側的肌肉，如腹斜肌、臀中肌和腰方

肌。側棒式是很重要的一個練習，我會這麼說，是因為幾乎每個人都討厭它。但是不要放棄，你的背就靠它了。許多讀者一開始用不到這個練習，因為他們的核心肌群還很弱。對於初學者來說，有比較簡單的初步練習。

步驟 1：先側身躺下，用前臂支撐身體，手肘放在肩膀下方。現在放鬆另一隻手臂。將下方手臂的肩膀向內拉向脊椎，向下拉向臀部，運用背闊肌。

步驟 2：髖部向後移一點，讓它們位於腳和肩膀的後面。

步驟 3：把上面那隻腳放在下面那隻腳的前面。

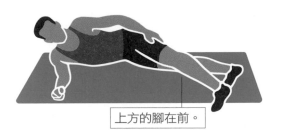

上方的腳在前。

步驟 4：找到你的中立脊椎，用核心肌肉固定它。

步驟 5：慢慢把臀部抬離地面，讓腳到肩膀形成為一條直線，就像棒式一樣。這樣做是為了避免脊椎側彎。這個動作和橋式一樣，只不過換成側面，換句話說，當你上抬的時候，骨盆要向前移，讓髖部從彎曲到伸直，這樣脊椎就不會向側面彎曲。

步驟 6：如果可以的話，將上方的那隻手舉向天花板，掌心朝前，肩膀向後拉向脊椎和臀部。

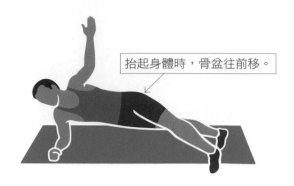

抬起身體時，骨盆往前移。

步驟 7：停留 5 到 10 秒。

步驟 8：慢慢「向後坐」，要回到起始姿勢時，把髖部向後推到肩膀後面。同樣的，想一下橋式動作，只是換成了側面。

步驟 9：每邊做 2 到 5 次。

問題排除

‧肩膀痛。如果你的肩膀疼痛，一定要特別注意第一個步驟。手肘就在肩膀下方嗎？在抬起身體之前，你有沒有把肩膀向脊椎方向縮進去，然後向下縮向臀部？如果你覺得你有正確做到這些動作，但肩膀仍然疼痛，試著用上面那隻手支撐肩膀，就像下圖一樣。

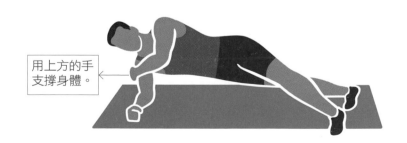

用上方的手
支撐身體。

如果還是會痛，繼續進行下面的初步練習，直到肩膀練出力量。幾週後再回來嘗試這個練習。

• 背部疼痛。如果做這個練習時，你的下背部疼痛，試著再次找到中立脊椎。試著把背部稍稍攤平或拱起來做這個練習，看看疼痛是否會消失，如果不痛了，表示這就是脊椎中立的位置。如果下背疼痛沒有緩解，繼續進行下面的初步練習，幾週後再回來嘗試。

• 腹部下方疼痛。這可能是肌肉疼痛，因為這些是你正在鍛鍊的肌肉。記住，如果你停止練習後，它很快就消失了，那麼你做這個練習應該是沒問題的。

常見錯誤

• 從肩膀到腳保持一條「直線」，然後筆直向上提起，這個姿勢會給脊椎很大的壓力。建議改成開始時臀部在後方，並隨著你身體上抬而向前移。

• 上方的肩膀向前傾。在練習過程中，確保身體是和地板與天花板垂直的。

初步練習：膝蓋側棒式

如果你做不到側棒式，先試試這個。

步驟 1：側躺，雙腿整齊的疊在一起。

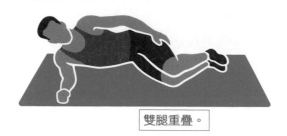

雙腿重疊。

步驟 2：膝蓋彎曲成 45 度角，髖部向後移，也就是說從上往下看時，臀部是在腳和肩膀後面。

步驟 3：找到脊椎中立位置，核心撐住。

步驟 4：把手肘放在肩膀下方，前臂放在地上。你的另一隻手臂可以放在任何你覺得舒服的位置，保持放鬆。

步驟 5：將下面的肩膀向後拉向脊椎，向下拉向臀部，並固定在那個位置。

步驟 6：臀部往前推的同時，慢慢抬離地面，從膝蓋到肩膀要形成一條直線，就像棒式一樣。想想橋式動作，只是換成側面。這是一種避免脊椎側彎的髖部運動。

步驟 7：如果可以的話，將上方的那隻手舉向天花板，掌心朝前，上方的肩膀向後並拉向脊椎和臀部。

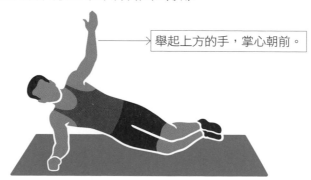

舉起上方的手，掌心朝前。

步驟 8：停留 5 到 10 秒。

步驟 9：回到起始位置，放下臀部，同時保持核心支撐。

步驟 10：重複 2 到 5 次。

調整後的側棒式

如果你做不到膝蓋側棒式，試試這個調整過的版本，臀部放在地板上。持續練習幾週，再試著做膝蓋側棒式。

步驟 1：側躺，用下方的那隻手支撐頭部。

步驟 2：另一隻手平放在腹部前面的地上，藉此支撐自己。

步驟 3：找到脊椎中立位置，核心撐住。

步驟 4：緩慢而小心的，從髖關節開始，把兩條腿抬起。

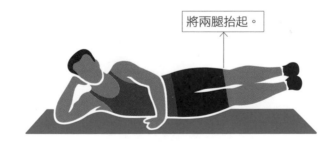

將兩腿抬起。

步驟 5：停留 5 到 10 秒。

步驟 6：小心把腿放回起始位置，同時維持核心支撐。

步驟 7：每邊重複 2 到 5 次。

進階練習：拉力側棒式

對於那些做側棒式已經很容易，想要追求更健康、脊椎穩定性更高，並在追求過程中，願意接受些微風險的人，可以試試這個練習。

步驟 1：你需要一條彈力帶、彈力繩或啞鈴來做這個練習。

步驟 2：開始的時候，使用阻力輕或重量低的器材。

步驟 3：做側棒式。握住彈力繩的把手。

步驟 4：不要扭轉身體或移動臀部，上面的手臂手肘要伸直，將肩膀向後拉。運動的部位是肩關節，在肩胛骨和脊椎之間。手臂應該從肩膀到手掌呈一直線。

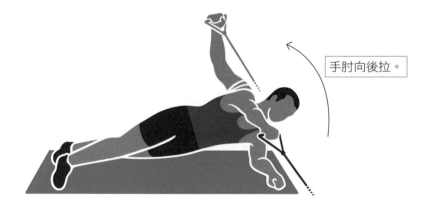

手肘向後拉。

步驟 5：一邊做 10 到 15 次，另一邊重複。

練習 6：貓式

　　好了，這是本書中唯一一次，我要請你忘記脊椎的中立和穩定性。這個練習的目的，是在不負重的情況下，鍛鍊腰椎和胸椎的活動能力。這也是一個以雙手和膝蓋著地，找到脊椎中立位置的好方法，為練習 7 做準備。

　　這個練習很簡單，雙手和膝蓋著地，雙手要在肩膀下面，膝蓋在臀部下面。將兩邊肩膀往後向脊椎和臀部的方向拉。

　　步驟 1：保持脖子和整條脊椎的中立。你應該低頭看向地板，而不是看前面。

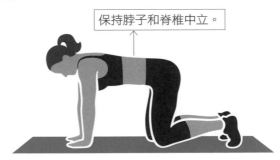

保持脖子和脊椎中立。

　　步驟 2：緩慢的讓下背部往下凹。能做到哪裡就做到哪裡，不要讓身體產生不舒服的感覺。

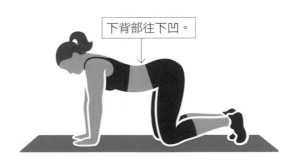

下背部往下凹。

117

步驟 **3**：然後，緩慢的把背部往上推，推到身體感覺舒服的地方。

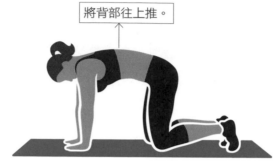

將背部往上推。

步驟 **4**：不要認為這是一種伸展運動，請持續在這兩個位置之間，緩慢的來回移動，讓脊椎活動。這動作應該是讓你感覺舒服，而不是疼痛。

步驟 **5**：注意從上到下之間，哪個地方最舒服，這將是你下一個練習時的脊椎中立位置。

步驟 **6**：重複做 10 次，過程中保持呼吸。

練習 7：鳥狗式

鳥狗式是治療背痛時最常用的方法之一，卻也是最常做錯的動作之一。

這項運動有 3 種功能：

1. 提高脊椎的穩定性，使脊椎能夠承受來自不同方向和重量的挑戰。

2. 增加背部伸展肌群，包括背闊肌的耐力和力量。

3. 增加臀肌的活動程度、耐力和力量。如果做得正確，這個練習是很棒的。

步驟 1：雙手和膝蓋著地，雙手與肩膀對齊，膝蓋則與臀部對齊，兩邊肩膀往內向脊椎以及往後向臀部方向拉。

步驟 2：保持脖子和整條脊椎的中立。你應該低頭看向地板，而不是看前面。

步驟 3：運用貓式來找到脊椎中立位置。

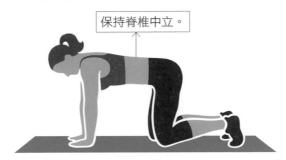

保持脊椎中立。

步驟 4：用核心肌肉固定中立脊椎。

步驟 5：緩慢的把一隻腳向後推，腳趾指向地面。確保背部不要拱起，但要讓背部保持在脊椎中立位置。

步驟 6：與此同時，緩慢的將另一側的手臂向前伸，手掌張開，拇指朝上。手臂完全伸展出去後，把肩膀往後向臀部用力，我們要鍛鍊的是背闊肌。

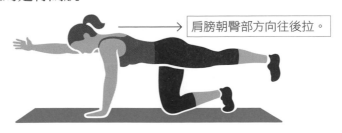

肩膀朝臀部方向往後拉。

步驟 7：停留 5 到 10 秒。努力使伸出去那隻手臂的背闊肌，以及和伸出去那隻腳的臀大肌得到最大的鍛鍊。換另一邊的手和腳，但不要移動背部。

步驟 8：每一邊做 10 次。

問題排除

・這個練習導致頸部疼痛。如果是這樣，表示你運用的不是伸出去那隻手臂的背闊肌，而是使用上斜方肌（頸部旁邊的兩塊肌肉），這會導致肩膀疼痛。在一開始擺放手和膝蓋的位置，要開始做貓式之前，記得要張開肩膀。

・這個練習導致背部疼痛。確定你的脊椎是在中立位置，並運用核心支撐。如果這樣不能減輕疼痛，那就進行下面的初步練習。

・膝蓋靠在地板上很痛。可以加個枕頭或墊子。

常見錯誤

1. 肩膀向內旋轉時，掌心向後。這樣會使背闊肌無法適當參與運動，以這種方式練習的話，就得不到最有益的功效。

2. 腳趾指向後面。這樣會更難運用到伸出去那條腿的臀肌，同樣的，以這種方式練習的話，就得不到最有益的功效。你要讓腳趾朝下、指向地板。

3. 在伸展腿時拱起背部，在收縮肩部時伸展頸部。如果你的脖子或下背部移動，表示你沒有穩住中立脊椎位置。如果你做不到，請先進行初步練習，之後再回到這個練習。

4. 快速的重複練習，沒有給肌肉足夠的時間撐住。這個練習是要增強耐力，因此需要緩慢移動，並且撐住一段時間。

初步練習：四足跪的肩膀活動

如果你試過問題排除的技巧，仍無法做鳥狗式，請試試這個簡單的練習，然後再慢慢回到鳥狗式。

步驟 1：雙手和膝蓋著地，雙手與肩膀對齊，膝蓋與臀部對齊。肩膀往內向脊椎、往後向臀部方向拉。

步驟 2：保持脖子和整條脊椎的中立。你應該低頭看向地板，而不是看前面。

步驟 3：運用貓式找脊椎中立位置（見練習 6）。

步驟 4：用核心肌肉固定中立脊椎。

步驟 5：將手臂向前伸，手掌張開，拇指朝上。手臂完全伸展出去後，把肩膀往後向臀部用力，我們要鍛鍊的是背闊肌。

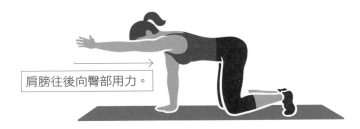

肩膀往後向臀部用力。

步驟 6：停留 5 到 10 秒。

步驟 7：換另一隻手，每側各做 10 次。

步驟 8：一旦你能規律的做這個練習，不會感到疼痛，那就繼續做四足跪的髖部伸展運動。

四足跪的髖部伸展運動

這是前面練習的續集。一旦你可以做到，不會疼痛也不覺得困難，再去嘗試完整的鳥狗式練習。

步驟 1：雙手和膝蓋著地，雙手放在肩膀正下方，膝蓋位於臀部下面。肩膀往內向脊椎、往後向臀部方向拉。

步驟 2：保持脖子和整條脊椎的中立。你應該低頭看向地板，而不是看前面。

步驟 3：用貓式找脊椎中立位置（見練習 6）。

步驟 4：用核心肌肉固定中立脊椎。

步驟 5：緩慢的把一隻腳向後推，腳趾指向地面，確保背部不要拱起，但要讓背部保持在脊椎中立位置。

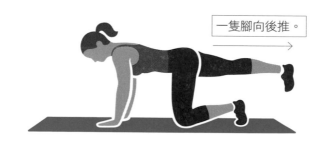

一隻腳向後推。

步驟 6：停留 5 到 10 秒。

步驟 7：換另一隻腳，總共做 10 次。

步驟 8：一旦你能毫無問題的完成這個練習，回去嘗試鳥狗式（見練習 7）。

進階練習：在半圓平衡球上做鳥狗式

一旦你能輕鬆做到鳥狗式，或許可以嘗試以下的進階練習，來增加脊椎穩定度和健康。

這個練習可以增強你在動態活動和運動中，如滑雪、騎自行車或在不平整的路面上跑步等，保持脊椎穩定度的能力。

步驟 1：到健身房找一種半圓平衡球。這個運動器材看起來很奇怪，是個膨脹的彈性半圓頂，你在多數健身房都能看到。它一邊是圓的，另一邊是平的，通常是藍色的。在它旁邊，放一個 3 到 5 公分高的踏板或其他平坦的器材。

步驟 2：雙膝跪在半圓平衡球上，雙手放在踏板上。

步驟 3：做鳥狗式（見練習 7）。

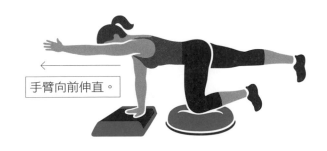

手臂向前伸直。

步驟 **4**：你會注意到，隨著半圓平衡球帶來的不穩定性，這個練習變得更具挑戰。

進階練習：做移動手臂和腿部的鳥狗式

這個練習可以增加脊椎穩定度和核心肌群控制程度，同時強調脊椎以外，髖部和肩膀的獨立運動。

步驟 **1**：做鳥狗式（見練習 7）。

步驟 **2**：一旦你的手臂和腿伸展出去後，確保核心是完全穩定的。

步驟 **3**：在不移動脊椎或身體的情況下，從髖關節開始，用腿畫小小的圓圈。

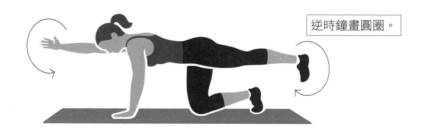

逆時鐘畫圓圈。

步驟 **4**：手臂則從肩關節開始做同樣的動作，注意身體不要移動。

步驟 **5**：轉 10 圈，然後換另一隻手臂和腿。

步驟 **6**：交互重複 10 次。

第10章

10%的背痛
來自情緒問題

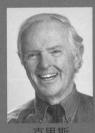

克里斯

> 對於那些有嚴重背痛的人來說，
> 應該試著弄清楚，是否是情緒問
> 題引起的。

　　我為這一章進行最後一次校對的那天，《紐約時報》上有一篇醫學博士約翰‧薩爾諾（John E. Sarno）過世的新聞，他是《療癒與背痛》（*Healing and Back Pain*）的作者，在書中他宣稱背痛有其心理因素。正如《紐約時報》所述：「他被一些人褒為聖人，被另一些人貶為江湖騙子。」

　　他目前的名聲狀況依然如此，大部分的醫生都輕視他，但很多患者認為他很了不起。傑洛米則認為，大約 **10% 的背痛主要來自情緒因素**，其餘的是身體因素。此外，心理因素會加重身體疼痛。10% 只是形容，實際上不只如此。傑洛米和我並不願意隨便給出心理或壓力方面的建議，但我們只是想提醒你，背痛可能來自壓力或其他心理問題。

　　如果是以前，我一定會比現在更懷疑這個論點，但是，最近有很多這類的討論，提到壓力是人們生活和上班的絆腳石，以及正念的重要性，人們普遍認為，這兩者都是重要的，有些公司甚至花大量的時間幫助員工學習正念。我原本認為壓力（那時還沒聽說過正念），是那些失業的瑜伽老師編造出來的東西，對它嗤之以鼻。後來事實證明，大約 10% 的背痛是由壓力引起的。

　　壓力是我們情緒連結的基本成分，而且影響深遠。我們所面臨的許多情緒壓力，都是由「自律神經系統」來處理，這個系統的兩個分支，與處理情緒及身體變化有很大的關係。

　　第一組是交感神經，當生活變得煩躁時，它會加快速度，像踩油門；另一組是副交感神經，它會減慢速度，像煞車，尤其是在一場逼得你快發瘋的事件之後。它會以一種規律的方式處理日

常壓力，不會讓你生病或發瘋；交感神經系統只在事情變得很可怕時，才會被觸發。

如果真的有一頭獅子在草叢中若隱若現，你必須盡快離開，所以你集中的壓力是有意義的。同樣的事情也會發生在城市大街上，一個拿著刀的小偷從暗處出現，要你把錢包給他。同樣的，這些壓力都是合理的。

在緊急的情況下，你的身體會做出驚人的反應。所有一切都被重新連結，給你最好的援助，看是要全力反擊，還是馬上離開。其中一個很大的變化是在血液中，例如，血液會從消化系統中離開，並重新流回四肢——用雙腿逃命，或者用肩膀和手臂與野獸搏鬥。

它也會進入大腦和神經系統處理緊急情況的部位，同時，心臟會加速向身體輸送約 4 到 5 倍的血液。你身上的毛髮會豎起來，所以更能感覺到空氣中的運動。你的瞳孔會擴張，聽覺變得更敏銳，而營養吸收系統會被關閉。

當危機解除時，副交感神經系統就會接手，血液也會開始正常輸送。

羅伯·薩普羅斯基（Robert M.Sapolsk）在《為什麼斑馬不會得胃潰瘍？》（*Why Zebras Don't Get Ulcers*）中告訴我們，斑馬可以在前一分鐘還拚命奔跑，下一分鐘就平靜吃草。斑馬有健忘的天賦，我們沒有。

我們的緊急應變機制還有另一個缺陷。並不是只有獅子或拿刀的人會觸發我們的系統，比如職場上的競爭、對老闆的恐懼、

因為做不到什麼事而被拒絕或降職等。這聽起來可能還好，但事實上是很糟糕的，因為我們對待這種壓力，就像對待草叢裡的獅子一樣認真。問題在於，我們所謂的「高壓」工作場所和社會中，這種壓力幾乎是不間斷的被觸發，而這會導致慢性壓力。

間歇性的壓力，讓我們比過去的人更拚命、更持久的專注於我們想要實現的目標。我們時時刻刻都以極限的程度在運作身體，像發了瘋似的往前衝，我們也因為做了這樣的事而感到自豪。我們不僅自我感覺良好，還給彼此豐厚的薪水和認可。

在這個社會，能夠在極限或交感神經系統水準上工作，總是能得到豐厚的回報。但它同時也在虐待我們。血液循環從核心到四肢的錯誤配置，而且也需要接受慎重的治療。

對這些人來說，壓力就是背痛的嚴重原因，那麼你要怎麼知道自己是不是其中一員？這很難說，但你可以注意疼痛，把注意力集中在那些可能導致背痛或伴隨背痛一起出現的姿勢上，然後去除它們。如果背痛與壓力環境有關，仔細想想，找個方法讓自己走出困境，或是從成千上萬本關於壓力管理和正念的書中挑一本來看。關於正念，市面上有很多相關的資料很有幫助。

壓力誘發型心肌症

好吧，這是我自己的小故事，這件事情讓我認真的敞開心胸，接受壓力是一件很嚴重的事情，這樣的觀點。

先前，我正在處理大量與工作相關的繁重事務，我們才剛

飛往亞斯本，參加一系列工作會議。我們正在進行兩項新業務，這兩項都不容易。妻子希拉蕊和我去朋友家，我們在那裡待到很晚，那天我才剛得知，我深愛的朋友亨利‧洛奇得了癌症，越來越嚴重，可能不久於人世。

第二天早上，我在開行李時，胸口感覺不對勁，我太太馬上打電話給當地的醫院，沒多久，我就被放上擔架推進救護車，火速送往急診室。

接我的是一位很棒的心臟科醫生，他舉止溫和，主要都在一個中等規模的小鎮執業，卻在全國享有盛譽。他說我心臟病發作，準備把一個小鏡頭從我的股動脈往上送，拍一些心臟的影像，然後置入支架，打開可能堵塞的動脈。所有的過程，都是為了讓我活下去。

我一直以來都像隻孔雀一樣驕傲，現在居然聽到這種消息！但結果發現情況並沒有那麼糟。

「有意思。」我麻醉退了之後，醫生說：「這種情況不是很常見，但你不是心臟病發作。心臟病發作是由於心臟供血的血管堵塞，而引起的心臟衰竭，也就是在短時間內，心臟中沒有被血液供應到的部分，或是整個心臟死亡。但是，你的心臟和供養它的血管狀態都很好，你永遠不會心臟病發作。」這我欣然接受，但我也很好奇，如果這不是心臟病，我為什麼在這裡？「那是什麼狀況呢？」我問。

「有意思。」醫生又說了一遍。「這種事我只見過幾次，但你這是一個典型的，由壓力誘發的心肌症，它是暫時性的，但有

時會致命，因為心臟本身很脆弱。」

「不會吧。」

「是的。」他說：「你真的很幸運。就你的情況來說，可以肯定是因為一直以來的壓力，以及你關心那位重病的朋友而引起的（手術之前，醫生跟我進行簡短的訪談）。如果它沒有致命，就會自己消失。」我點點頭，但還是不明白。我請他告訴我更多相關資訊。

「我們直接看影片吧。」他把一個大玩意兒轉過來，瞬間，我看到自己心跳的影片。哇！這種待遇也太難得。許多關於心臟問題的測試，都不會進入心臟內部拍攝影片，太危險了。但這不是測試，而且我們正看著影片。「這裡有個好消息。」他指著我心臟周圍那些暢通無阻的動脈，表示那裡有很有力的肌肉。他說這很罕見，尤其是像我這樣的老傢伙。然後，他投下了震撼彈。

「這就是壓力打擊你的地方。」他指向心臟下方。「你其他地方的心臟壁充滿活力，能輸出大量的血液，但在這個區域就不是了。此外，還有一些顫動、不規則的搏動。」他指著該處，兩者間的區別顯而易見。有很長一段時間，我們都凝視著我跳動的心臟，看著那虛弱和心律不整的部分。「這種情況會在一段時間後自行消失。」醫生說。

這個故事的重點是什麼？很簡單：壓力是真實存在的。你可以在你心臟的影片中看到它，它會對你的身體產生真實的影響，削弱你的力量，讓你容易受到各種傷害。在某些情況下，你可以看到壓力正在發生。或許，你也可以做些什麼。這段期間，幾位

醫生為我上了幾堂嚴肅的課，他們都敦促我記住自己已經八十多歲了，我得減少一些活動。這是一種相當有趣的妥協，既能繼續保持活力，又能全心投入，至今我仍在摸索。

至於你呢？我們能說的就是要你關注自己的狀況，並記住背痛可能與壓力有關。然而，要平衡壓力真的很難，但你可以讀一些相關內容，為自己做點什麼。

事實上，我們有更好的建議。許多受過良好訓練的人，包括我們的朋友莎拉・施陶爾特（Sarah Stuart），她曾和我一起做過靜修和其他工作，她研究過壓力，特別是在正念方面，指導商界人士。

所謂正念，該領域的大師喬・卡巴金（Jon Kabat Zinn），將這種技巧定義為「以一種特定的方式集中注意力：有意識的、處在當下、不帶評判」。以我的經驗來說，我會這樣解釋：正念指的是去學習跳脫，你要把所有關於接下來會發生什麼、昨天做了什麼蠢事的想法都清空，並完全專注當下。

要了解壓力到底有多普遍，可以參考這個例子。根據《紐約時報》2017 年的報導，許多大學的足球隊員，每天花 12 分鐘練習「靜心」來緩解壓力，而他們說靜心很有幫助。靜心冥想無處不在，所有人都應該審視一下生活中的壓力。對於那些有嚴重背痛的人來說，應該試著弄清楚，自己是否就是情緒引起背痛的其中一員。

此外，壓力管理的重要目標是增強你的韌性：從交感神經系統迅速切換到副交感神經系統的能力。而這個能力是可以訓練

的。我相信當你知道自己所做的，是在訓練「迷走神經」（人的腦神經最長、分布最廣的神經，含有感覺、運動和副交感神經纖維）時，你會很開心。迷走神經張力高，表示你更容易恢復平靜、有更強的韌性等。

雖然是這麼說，但我希望可以看看這方面的書籍。我注意到它們常常推薦緩慢的呼吸，剛開始我覺得這很蠢，但很明顯的，做呼吸練習，尤其是緩慢吐氣，確實能夠增強迷走神經的張力，運動也是如此。

幾年前，一位心臟醫生說我迷走神經張力很高，這在運動員當中很常見。看來，顯然還沒高到足以讓我度過最近的危機。

這些事情重要嗎？是的。我曾經讀過，以某種標準衡量來看，一個人的韌性可以比另一個人好 30 倍。我覺得，這對嚴肅的高階主管、性急的訴訟律師，或許對於你和我，都極其重要。

處理壓力則是可以訓練的，避開壓力與練習正念會有幫助。

第11章
我今年83歲了，天天花10分鐘練習

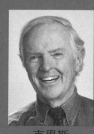

克里斯

「我們最大的擔憂，
就是你沒有決心採取行動。」

關於這本書，我們最大的擔憂，就是你沒有決心採取行動。我們已經太習慣讓醫生和治療師為我們做這些事情，導致我們變得懶惰。我們會拚命工作，但不是為了我們自己。如果你想治癒背痛，你可以在一週內練習 6 天。

我知道你們當中有些人會開始自言自語：「一週要做 6 天？」、「永遠嗎？」、「太嚴格了吧！」然後，你會在內心跟自己說：「這肯定是無稽之談，不管，我只要盡我所能去做就好，反正有做總比沒做好。」這種反應完全合理，我一點也不怪你。我們所有人都會對「完美」做微小的調整，避免自己的大腦爆炸或陷入自我憎恨。我跟自己做過像這樣的交易，大概有 100 萬次。而我強烈懷疑，就是它們讓我活得這麼開心。

但這次不是，如果忽略這一點，你很快就會搞砸、重新陷入疼痛，不得不重新開始。這就跟減肥一樣，如果你每天早上都下定決心減肥，你永遠不會去做。所以，我建議現在就做決定，不要放棄。隨著你的身體越來越嚴重，這件事只會越來越重要。

想想這 6 件事情

在你嘗試去做之前，這裡有 6 件事情可以想一想。

首先，培養一個運動習慣，是最容易的一件事。養成不要吃垃圾食物或節食的習慣？多數人都失敗了。不要接著喝第 2 杯或第 3 杯酒？也一樣。相較之下，運動就容易多了。你可以單純的下定決心去做，就像 Nike 說的：「Just do it！」

其次，有一個好的運動習慣感覺很好。現在可能很難相信，但是一旦你可以輕鬆做到，其實還挺有趣的。

第三，每天只要 10 分鐘。你在學習的時候會花比較多時間，但是掌握竅門之後，就只需要 10 分鐘。

第四，運動沒有那麼難。一開始，如果你體力很差，確實可能會感到沮喪。但是，堅持幾週或一個月後，你就會做到，而且你知道，在你努力嘗試的每一天，你的腳就踏在一條遠離背痛的道路，通往更美好的生活。

我其實不是一個很自律的人，也不是運動員，而且現在 83 歲了，連我都能做到。所以相信我，你也可以。一旦你做到之後，就不會感到痛苦。在多數的早晨，當你給自己的身體這麼棒的禮物時，你會感到自豪。

第五，這些運動隨時隨地都能做。就讓它自動化，像刷牙一樣，讓它成為每天早晨的標準流程。我每天早上都是這樣過的，起床喝杯咖啡，快速瞄一下報紙標題，然後就去做該做的運動，結束後才吃早餐、看報紙、遛狗。

第六，讓這成為你的「工作」！多數人都有職業道德，每天會準時去上班。如果你是這樣的人，這可是你的優勢——你不必每天都下定決心去工作。利用職業道德的優勢，讓練習成為你工作的一部分。每天早上無意識的去做，就像每天上班一樣，你就會撐過去的。

第12章

規則 5：你的屁股失憶了嗎？快點把它喚醒

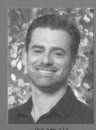

傑洛米

激痛點，也就是臀部肌肉的抽筋或「打結」，可能是喚醒和運用臀肌的重要障礙。

關於背部疼痛，最容易被忽視的部位，可能是你臀部，尤其是臀肌（見下頁圖 12-1）。困難的地方在於，現在臀部的最大用途就是坐著，結果它們就萎縮了。從進化的角度來看，把臀部專門當成坐墊來用，是後期才出現的事，而且是一種糟糕的發展。但是，這不是它們的功能，為此我們付出慘痛的代價，最主要的就是背痛。

讓你的臀肌無所事事，會患有「臀肌失憶症」（因長期久坐，導致站立或運動時，臀肌仍然保持放鬆狀態），若是持續久坐，就會付出更多代價。記住，臀肌是你身體裡最大的肌肉，它們必須負擔很大的重量。如果它們「當機」，脊椎就得接棒，但它們不是為此而設計的，所以脊椎會產生疼痛來抗議，直到你讓臀肌去做該做的事。

對於健康的人來說，臀肌有許多重要的作用：

・幫助你站立，並保持中立的姿勢。
・當你走路或跑步時，防止你向前摔倒。
・當你單腳站立，或是行進當中只有一隻腳著地時，能避免你的骨盆塌陷。
・幫助你從坐姿站起來。
・協助你撿東西。
・輔助你爬樓梯、滑雪、跑步、划船等。

顯然，都是在生活中很重要的事，而它們就是你身體中最重

圖12-1　臀肌

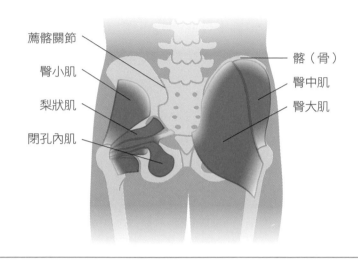

薦髂關節

臀小肌

梨狀肌

閉孔內肌

髂（骨）

臀中肌

臀大肌

要的肌肉。

　　當你讓臀部處在休眠狀態，它們會「忘記」所有重要的功能。當我們壓迫肌肉時，臀肌中的神經和血管就不能正常工作，大腦會失去與它們的連結，長期之下會產生臀肌失憶症。根據我的經驗，臀肌休眠和背痛之間有很高的關連性。

　　原因是這樣的，當強大的肌肉沒有發揮作用時，脊椎就會取而代之，它承受著本來是臀肌應該承受的壓力，結果承受不住就被壓垮了。

　　你不使用強壯的肌肉來做抱小孩這類的事，反而是先用脊椎周圍的小肌肉去做，而這些小肌肉招架不住，它們就會變得緊繃，引起疼痛。那些臀肌本來該處理的重量，會直接傳遞到椎間

盤、關節、韌帶和肌腱上，而腰肌會施加更大壓力給脊椎。

想想看，每次你從椅子上起身、撿東西、綁鞋帶或爬樓梯，你都在給脊椎施壓，但那不是他們的工作。

短時間還無感，但長期下來會累積成龐大的傷害。以地質壓力來說，在地質壓力作用下，山脈會被碾成石礫。如果臀肌沒有做它們該做的事，你的脊椎會在自己的地質壓力下被碾碎。

讓臀部進入休眠狀態很糟糕，逆轉這個過程並喚醒它們，就是治癒背痛的關鍵。一旦這些肌肉醒來，開始做它們該做的工作，那些對關節做相反動作的肌肉，也就是腰肌，就會放鬆下來。教你如何有效的處理這個問題，是本書的重要任務之一。

以下是要喚醒你的臀大肌需要做的 3 部分，讓它們變強壯，然後學會在適當的時機使用它們。

第 1 部分：喚醒沉睡中的巨人

在橋式當中，你已經試過運用臀肌，現在讓我們用另一種方式喚醒它們。如果你對橋式有疑問，別擔心，我們稍後會講到。

蚌殼式

我們來看重要的蚌殼式。這個運動雖然有點無聊，但是它能加強你的臀肌。

步驟 1：側躺，彎曲髖部和膝蓋。

步驟 2：用上方那隻手的拇指插在髖骨上方。

步驟 3：將那隻手的 4 根手指放在臀部外側。

步驟 4：手指放在我們的臀肌上。

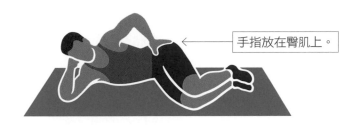

手指放在臀肌上。

步驟 5：找到脊椎中立位置，用核心支撐。

步驟 6：緩慢抬起上方的膝蓋，像蚌殼一樣張開雙腿。膝蓋稍微遠離身體。

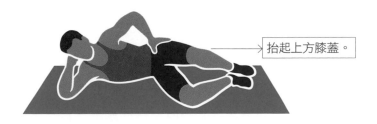

抬起上方膝蓋。

步驟 7：重複這個動作 10 到 12 次。

你有感覺手指下的肌肉在運作嗎？如果沒有，請重複步驟 1 到 7，或看看下面的問題排除。一旦你感覺到了，換邊各做幾次，直到你這些肌肉都在燃燒。

問題排除

• 「我感覺有作用的地方，是我的腿和膝蓋，而不是臀肌。」很有可能你是把膝蓋向上抬向軀幹，而不是向外。找個朋友或家人看你做的動作，並且注意你的角度。如果你仍然感覺不到它，那你的臀部肌群裡面可能有激痛點，也就是肌肉疼痛和背部疼痛。

• 「我感覺不到哪裡有感覺。」這很常見。如果你沒有任何感覺，持續練習幾天，最終你可能會開始感覺到臀肌在運作。如果幾天後你還是沒感覺，看看下一章關於激痛點的內容，然後再回來。

好了，回到橋式練習，你應該在做完蚌殼式後馬上做橋式（請見第 9 章）。現在，當你把臀部抬離地面前，在收緊臀肌的時候，你應該能夠感覺臀肌在作用。

你越常練習，就越能感覺到它們，也就更不容易大腿抽筋。

既然我們已經喚醒萎縮的臀肌，就要接著強化它們。

第 2 部分：強化臀肌

下面的練習可以增強臀肌的力量。這裡的重點是，跟 7 項每日練習不同，我們現在要努力建立的是肌肉力量，而不是耐力。因此，你不用每天都做這些練習，你需要一、兩天的恢復時間。

我建議每週做 3 次，不要連續做。如果你擔心該如何安排，我們在附錄中有為你整理出練習清單。

阻力蚌殼式

你有兩個選擇。你可以一開始就把一個 1 至 2 公斤的啞鈴放在膝蓋上，然後抬起，或者買一條彈力帶，固定在膝蓋上面。多數健身房都有彈力帶，到處都可以買到。注意，彈力帶的阻力隨顏色不同，請從最輕的阻力開始，然後慢慢增加。

步驟 1：先將蚌殼式的說明看過一遍。

步驟 2：在開始練習之前，把啞鈴放在膝蓋的彎曲處，或者把彈力帶固定在膝蓋上。

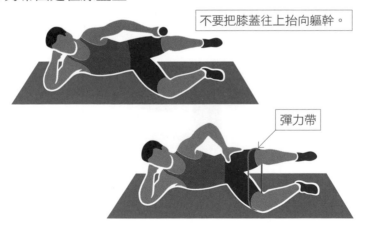

不要把膝蓋往上抬向軀幹。

彈力帶

步驟 3：即使你使用的是很輕的啞鈴或輕阻力的帶子，做起來也可能會比想像中還難。如果加上阻力後，你不能用正確的姿

勢練習，可以先降低阻力，或是拿掉彈力帶練習。同樣的，每隔一天做一次就好（大約每週 3 次）。

步驟 4：重複 10 到 12 次為一組，每邊做 2 到 3 組。

四足跪臀部伸展

這個練習可以強化臀大肌等肌肉。許多背痛患者覺得這個練習很難，所以在嘗試之前，確保你在練習蚌殼式時，有感覺到臀肌在作用。

步驟 1：手和膝蓋著地，和鳥狗式一樣。

步驟 2：找到脊椎中立位置，穩住核心，並將其固定。

步驟 3：保持膝蓋彎曲，腳跟往上推向天花板。不要拱背。

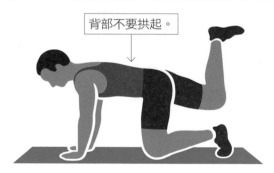

背部不要拱起。

步驟 4：你應該感覺到臀部收縮，而不是大腿或背部。

步驟 5：回到起始位置。重複 10 次。

步驟 6：換邊，重複步驟 1 到 5。

步驟 7：每邊做 2 到 3 組。

問題排除

· 「我的大腿抽筋。」或是「我只感覺到大腿膕旁肌在用力。」這很常見。你可能需要大量的練習，試著縮小動作的範圍，稍微把膝蓋抬離地面就好，並把注意力集中在臀肌。如果你可以用一隻手臂支撐自己，在做這個動作的時候，試著去「戳」自己的臀部，以喚醒臀肌。如果你不能在這種姿勢下只用一隻手撐住自己，試試下面的初步站姿練習。如果還是不行，請閱讀第13 章關於激痛點的內容，然後再試一次。

· 「我的下背會痛。」這個問題很容易解決，那是因為你沒有保持脊椎中立，而是把背拱起來。保持完美的中立脊椎做空中踏步（第 8 章），然後再試一次。

初步練習：站立臀部伸展

那些基於各種原因不能跪著做臀部伸展的人，試試這個。做這個練習可以讓你感覺到臀肌在運作。和其他動作一樣，做這個練習的姿勢也可能出錯，所以一定要特別注意。

步驟 1：找一張椅子或大約跟腰一樣高的平面來幫助平衡。

步驟 2：找到脊椎中立位置，穩住核心，並將其固定。

步驟 3：用一隻手，手指放在髖部側面的骨頭上，其餘手指放在臀部上。用手指按壓臀部肌肉。

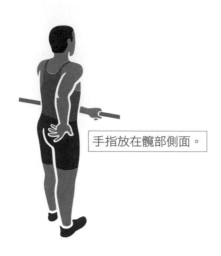

手指放在髖部側面。

步驟 4：緩慢的把腿向後伸展，腳跟往後推。當腿向後移動時，感覺臀肌被手頂住。

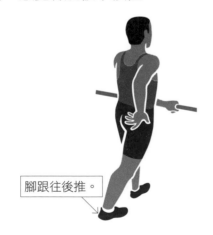

腳跟往後推。

步驟 5：重複 10 到 12 次。做 2 到 3 組。重點是要啟動臀肌。

步驟 6：當你感覺這個練習變簡單，臀肌開始運作了，就回去嘗試四足跪的臀部伸展運動。

步驟 7：如果嘗試幾次之後，你仍然感覺不到臀肌在運作，請閱讀第 13 章關於激痛點的內容，然後再試一次。

第 3 部分：學習使用臀肌

剛才所有練習的目的，都是為了學習在適當的時候運用臀肌，並鍛鍊出足夠的力量，讓它們去做需要做的事情。當你把臀肌鍛鍊出一些力量之後，是時候使用它們了。

深蹲

想想看，你一天當中做了多少次類似蹲姿的動作？從沙發上起身、從馬桶上站起來、跨出汽車、撿起地板上的東西等。蹲的姿勢不對，會對背部和膝蓋造成刺激。日積月累下來，就可能造成你的背部疼痛。正確的深蹲可以鍛鍊臀肌，減輕脊椎和膝蓋的負擔。

想把深蹲做正確，最簡單的方法就是拆解步驟。首先，先做大概 10 到 12 下的深蹲。你覺得哪個肌肉群用得最多？多數人會說是股四頭肌（大腿前側肌肉），有些人可能會說是膕旁肌（大腿後側肌肉），有些人則會說是膝蓋。這些都是標準的錯誤姿勢。但是，如果你說的是臀肌，那你已經比別人領先一步了。

如果你用正確的方式做深蹲，你會覺得臀肌用得比股四頭肌多。把這個動作想成是後蹲，而不是下蹲。換句話說，你是把屁股移到後面，而不是下面。讓我們把它分解成幾個步驟，每個步驟都要多練習幾次。

站姿

1. 雙腳張開與肩同寬。

2. 找到脊椎中立位置，穩住核心，並將其固定。

3. 膝蓋微彎。

4. 腳盡量指向前方。稍微往外翻也可以，但不要太多，不然會很難運用臀肌。

步驟 1

1. 把臀部向後伸，同時維持脊椎中立，就好像後面有張椅子，而你要坐下。

2. 與此同時，將手臂向前伸直，拇指向上，作為平衡。

3. 不要完全蹲下，只要把臀部向後伸。不要移動下背部。

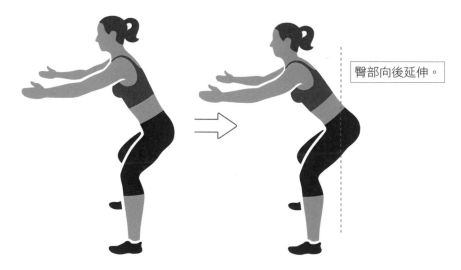

臀部向後延伸。

4. 這叫做髖關節鉸鏈動作，運動的軸線是在臀部不是背部。

5. 反覆練習幾次，直到你不會疼痛，也不會移動到背部。

步驟 2

1. 現在加上微蹲的動作。

2. 膝蓋再稍微彎曲一點，這會讓你的臀部往後移，你的身體會更靠近地板。

3. 膝蓋不應該向前移。完全不向前是最好的，稍微向前也沒關係。你的小腿應與地面垂直。

4. 在膝蓋不向前的情況下，看能往後蹲到哪裡。如果背部或膝蓋有一點痛，堅持一下。步驟 3 很可能就會消除你膝蓋和背部的疼痛。

5. 練習上下移動幾次，確保臀部是往後推的，就好像你要坐

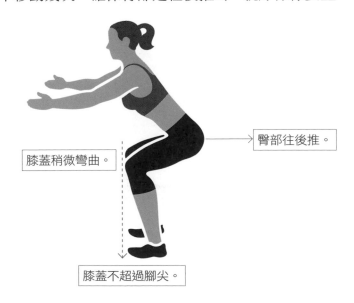

臀部往後推。

膝蓋稍微彎曲。

膝蓋不超過腳尖。

在身後的椅子上一樣。一開始可以先從小範圍開始移動。

步驟 3

1. 這是最關鍵也是最困難的部分：從蹲姿讓臀肌運作。

2. 像步驟 2 一樣蹲下來，停在你活動範圍的最低點。

3. 在你要開始站起來的時候，隨著臀部向前移，膝蓋、腳跟則向外推，可以想像一張紙在地板上，你的兩隻腳踩在紙的外側。你站起來，臀部向前移時，就彷彿要用腳把紙撕開，但你的腳實際上是不動的，只是把它們推向地面。

4. 同時，收緊臀部，就像在練習橋式一樣。利用臀部肌肉把臀部向上和向前帶到原始位置，並重複嘗試幾次。

5. 你能感覺到臀肌在運作嗎？這很微妙。你現在應該能感覺到臀肌比股四頭肌用得更多。如果沒有，再多練習幾次，或是看看下方的問題排除。

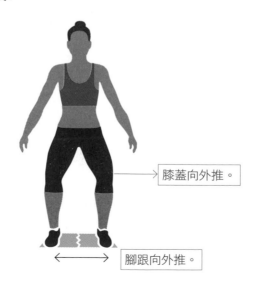

膝蓋向外推。

腳跟向外推。

6. 如果你的背部或膝蓋以前會痛，那麼運用臀肌之後，是否不痛或大幅減輕了呢？應該要減輕的，如果沒有，再多練習幾次，或是看看下面的問題排除。

問題排除

• 「我感覺不到臀肌在運作。」這個問題很常見，而且要掌握這項練習可能需要一些時間。你正在試著改變多年來的姿勢，這不會在一夜之間發生的。先試試這些方法：

1. 確定雙腳是朝前，而不是朝外。
2. 確定在你向後蹲的時候，膝蓋沒有超過腳趾。
3. 在你把臀部向上和向前移動的時候，將膝蓋或腳跟輕微向外壓。
4. 如果你仍然感覺不到，回去多做幾次蚌殼式、橋式和臀部伸展，然後再回來試一次。
5. 如果還是不行，請閱讀第 13 章關於激痛點的內容，然後再試一次。

• 「我的膝蓋很痛。」、「我的下背痛。」要記住，有一小部分的人，可能深蹲時永遠都會痛。換句話說，多數人都可以深蹲到某種程度，而不會有膝蓋或背部疼痛。下背疼痛通常表示你沒有保持脊椎中立或沒有運用臀肌，這樣會給脊椎太多負擔。

· 試著以小範圍的動作蹲一陣子，在接下來的幾週，慢慢增加動作範圍。如果你的膝蓋或腰背仍然疼痛，請閱讀第 13 章關於激痛點的內容，然後再回來試一次。

分腿蹲

在這一章，我們要討論的最後一個「臀肌整合」動作是分腿蹲。學習這個動作還有一個好處：對許多背痛患者來說，分腿蹲是一種無痛的站立方式。我們等一下會介紹如何應用在運動上，但請先試一下這個練習。

大部分人都聽說過「弓箭步」，而分腿蹲就是弓箭步的前菜。如果你知道弓箭步是什麼，那就把分腿蹲想像成腳固定不動的弓箭步。關鍵是當你把身體提起來時，要使用臀肌（後腿），而不是股四頭肌（前腿）。

步驟 1：雙腳張開與肩同寬。

步驟 2：找到脊椎中立位置，穩住核心，並將其固定。

步驟 3：向前一步，把一隻腳放在另一隻腳的前方，約 60 公分的距離，這取決於你的身高。你雙腳之間的距離可以稍微跨大一點，如果你怕摔倒，可以扶著一些東西幫助你平衡，試著把重量平分在兩隻腳上。這是這個練習的最初姿勢。

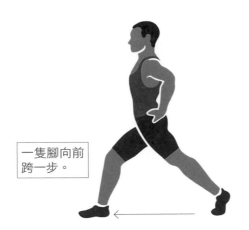

一隻腳向前
跨一步。

步驟 4：緩慢把身體降低。不要向前彎，而是筆直的向下。可以的話，盡量往下，讓前腳的大腿與地板平行，而前腳的小腿與地板垂直。

步驟 5：當你身體往下移，彎曲後面那隻腳的膝蓋，讓它指向地板。

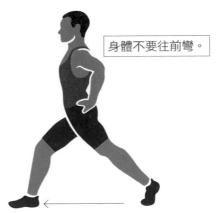

身體不要往前彎。

步驟 6：這是最難的部分，當身體準備往上，要用後腳的臀肌使力，而不是用前腳的大腿。

步驟 7：上升到最初的位置，保持脊椎中立和核心收緊。

步驟 8：重複 10 到 12 次為一組，做 2 到 3 組。

問題排除

• 「我沒辦法保持平衡。」一開始，扶著桌子或椅子，等到臀肌比較有力量，也能確實運用到臀肌。當你學會使用這些肌肉，穩定性就會提高。

• 「我的膝蓋會痛。」這是因為你沒有用到臀肌。做這個練習時，用一隻手壓一壓後腳的臀肌，它們有變緊嗎？你的臀部應該跟著你身體的上升而伸展。如果你上升時沒有感覺臀肌變緊，回到站立臀部伸展，練習一下，然後在你感覺到臀肌運作後，再回來練習。

這一章你可能會覺得有點辛苦，這是當然的，因為你的臀肌萎縮了，而這些都是臀肌練習，所以當然會很困難。

臀肌萎縮是因為你的不當姿勢和習慣，年復一年累積而來的。你不可能在一天或一週內糾正這個錯誤，請繼續努力。最終，你的臀肌會「醒來」，你將能夠達成這些動作和練習，你的背部會變得更好。

如果你有臀肌的問題，可以搭配每天的核心肌群鍛鍊，這些就是你復原的基礎。

第13章
肌肉與背痛的關連：
激痛點

背痛總是由肌肉、關節、神經和其他疼痛混合而成。

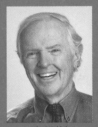

克里斯

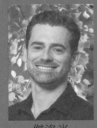

傑洛米

激痛點是緊繃、疼痛的肌肉組織帶，這些肌肉組織的疼痛是可識別的。

我們都認為背痛主要是由脊椎本身，包括骨骼、椎間盤、韌帶和神經所引起的，所以不會注意到周圍和支撐的肌肉，但它們可能是背痛的主要來源。

準確來說，**背痛總是由肌肉、關節、神經和其他疼痛混合而成**。所有的疼痛都是由神經傳遞的，當我們在說肌肉或神經疼痛時，指的是疼痛的主要來源。如果受刺激的神經是疼痛根源，所以就被稱為神經疼痛。

本章我們要討論的疼痛，主要來自肌肉，就算疼痛是經由神經傳遞到你的大腦，但引起疼痛的組織是肌肉組織，所以我們稱為肌肉疼痛。從不同的角度來思考肌肉疼痛是有幫助的，因為這種疼痛的表現方法不一樣，傑洛米的處理方法也不同。

這裡有好消息，也有壞消息。壞消息是，肌肉疼痛比較難找到位置，在第一時間也比較難抒解。好消息是，從長遠來看，它其實是比較容易抒解的，完全治癒的可能性也大很多。

這並不是說它就不會痛得像火在燒一樣。如果疼痛範圍是 1 到 10，大概就介於 8 到 10 之間。但這種緩解常常是突然出現，而且幾乎是澈底消失。一旦修復完成，你仍然需要做一些重要的事情，防止它復發，但你是會確實得到治癒的。

肌肉疼痛

從事醫療行業的人，會把肌肉疼痛稱為「肌筋膜疼痛」和「激痛點疼痛」。對於門外漢來說，激痛點疼痛可能是一個比較

有意義的名字，因為它給人的感覺就是你做的某個愚蠢動作會「激發」某種東西。

　　不管我們叫它什麼，幾十年來，激痛點疼痛一直是個爭議的話題，主要是因為沒有任何醫學學科是專門在研究肌肉系統的，醫生們比較關心的是關節、滑囊、韌帶和神經，而關於肌肉系統和激痛點疼痛的研究並不多，但其實也很足夠了，所以在許多激痛點上已經有共識。

　　那麼，它到底是什麼？傑洛米是這樣說的：「激痛點是緊繃、疼痛的肌肉組織帶，這些肌肉組織的疼痛是可識別。」換句話說，它們是肌肉抽筋（其實這不完全正確，但已經夠接近了），就是當肌肉或肌節在遇到壓力時繃緊，而且不肯放鬆時會發生的事。就像你的腿抽筋一樣，只是這種抽筋不會消失，有時候會痛到難以忍受。

　　抽筋不僅本身就會引起疼痛，還會改變關節的功能，如傑洛米所說：「它們還會限制活動範圍，改變附近關節的負荷狀態，而這也會導致疼痛。」所以激痛點疼痛是很嚴重的，它會用各種方式來困住你。

　　如果它已經開始影響附近關節的活動範圍，就像傑洛米剛才說的那樣，要完全清理掉就比較困難，但方法是一樣的。

　　要記住的一件事是，激痛點基本上是在對我們「說謊」。意思是說，明顯的疼痛可能是出現在激痛點以外的地方。舉例來說，激痛點可能是在臀小肌，但疼痛可能會沿著腿蔓延，就像坐骨神經痛一樣。或是臀中肌的一個激痛點，會被認為是腰痛。顯

現的症狀會有很多變化，但模式是可以預測的，所以專業人員知道該去哪裡找問題點。很快的，你也會知道要怎麼找。

激痛點或肌肉疼痛通常與神經和其他疼痛有明顯的不同（再次強調，這表示受刺激的神經就是疼痛的來源，而不只是傳遞到大腦的途徑），這樣你就知道你在處理什麼。例如多數時候，神經疼痛是灼熱、觸電的感覺，而且可以精確的找到它的位置。相對的，激痛點疼痛是大面積發痛、難定位，它通常發生在遠離源頭的地方，而源頭就是肌肉裡的激痛點。

它被稱為「激痛點疼痛」的一個原因是，它通常是由某個事件激發出來的，例如在床上用奇怪的姿勢翻身、太用力的打開櫃子、彎腰舉起重物時是用背施力而不是用腿。有時候，這些觸發事件好像是一次性的發生，但更常見的情況是，激痛點是長時間累積的。

長期下來，脆弱的肌肉或肌節一直承受著重複的壓力，只要再多一點，它們就會隨時發作。就在你用力拉開櫥櫃時，砰！一次可怕的抽筋。像這樣的潛在激痛點，可以在很微小，甚至沒有任何觸發事件的情況下發作。

我們希望你的激痛點疼痛是一次性的，而不是已經累積多年的，因為一次性的痊癒時間比較短。不過沒關係，方法都一樣。

最常見的激痛點是由肌肉承載過度引起的，再加上時間累積發展而成。想想看，你每天都坐在辦公桌前，這會帶給肌肉重疊性的壓力。或者，可能是你常常重複用錯誤的方式做動作，像是打高爾夫球時，錯誤的揮桿方式。

　　假設你扭傷腳踝，而你從來沒有按照正確的方式修復，那麼在接下來的幾週和幾個月中，你走路的方式會和以前稍微不同，而這種微妙的變化，會導致腿部和骨盆的肌肉以不同的方式承受負荷，有些部位現在承受較多的負擔，有些則比較少。

　　隨著時間推移，現在承受更多負荷的肌肉，會因為壓力太大變得緊繃，激痛點就出現了。這樣的疼痛可能是逐漸出現，也可能是突然出現的。正如我們一直在說的，多數時候，隨著你的姿勢方式，加上時間累積，背痛的原因是你自己造成的，多數的肌肉疼痛也是如此。

尋找激痛點

　　傑洛米表示：「對於下背痛的患者來說，最重要和最常見的激痛點，是在腰椎旁邊的肌肉、腰方肌、臀大肌、臀中肌、臀小肌和梨狀肌。」你不需要記住這些肌肉的名稱，只需要看看這些圖片就能大概了解在什麼地方，然後感覺一下，看看疼痛的來源在哪。

　　看看你是否能把你的感覺和下頁圖 13-1 到 13-5 所顯示的連結起來。「X」符號的地方表示激痛點的真正位置，紅色陰影部分則是你感到疼痛的區域。所以想想你是哪裡感覺疼痛，然後看看圖片，再對照 X 標記的位置。當你找到真正的點時，它會比周圍區域痛很多，那就對了！

　　這個過程常是需要實際動手的。在你對自己尋找的東西有感

覺之前，其實很難把感覺疼痛的區域和真正的激痛點區分開。如果你試了很多次都失敗，你可能需要一位脊骨神經醫師的幫助。開始的時候，用手摸索，直到你對真正的激痛點有大致的概念。你會知道它們在哪，因為它們會更痛，不過這一次，疼痛是好消息，因為這表示你離目標越來越近，或是已經找到了。

順便說一下，激痛點所在的肌肉可能很深，像是臀小肌就是埋在另外兩塊肌肉和一層脂肪下面。有些人可以光靠手就找到激痛點位置，這時可能就需要使用網球或按摩滾輪，這將在以下幾頁中討論。但是，一開始只要用手就好。

你要做的就是緊緊按住最痛的地方，約 10 到 30 秒左右，應

圖13-1　臀大肌

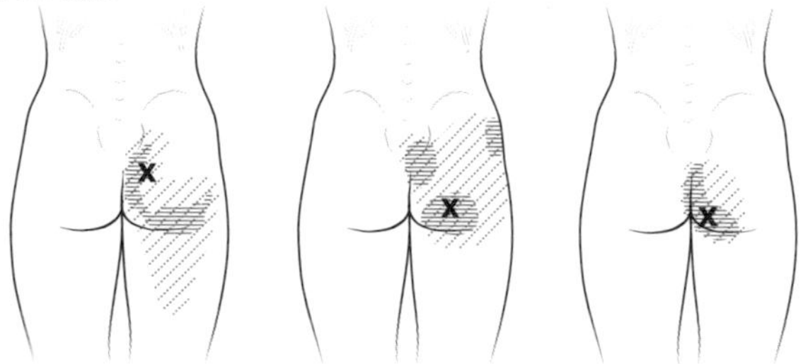

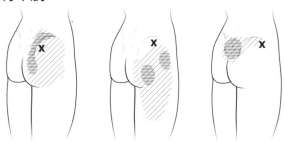

圖13-2　臀中肌

該就會感到疼痛減輕，這就是激痛點釋放。如果按壓 30 秒左右之後，疼痛依然沒有減輕，可能是你沒有直接壓在激痛點（稍微移動一下，看看你按壓位置的旁邊是否有更強烈的疼痛感），也可能你要處理的並不是激痛點問題。如果你在按壓的過程中疼痛加劇，放手之後甚至更嚴重，這可能是肌肉撕裂、滑囊炎，甚至是更嚴重的問題。

如果你有困難，一開始就要尋求專業協助。然而，在一般情

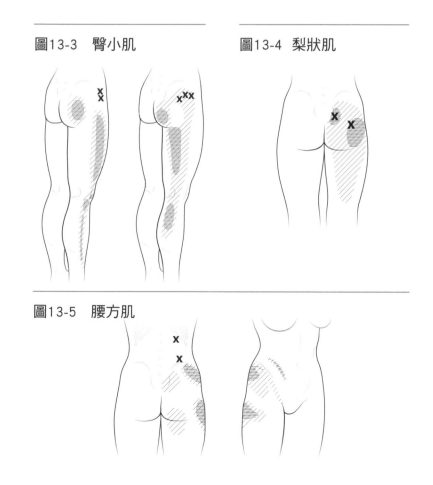

圖13-3　臀小肌

圖13-4　梨狀肌

圖13-5　腰方肌

況下，你找到激痛點之後，就需要一個小工具來釋放它，光靠手是不夠的。

使用輔助工具尋找和釋放臀肌激痛點

假設你已經追蹤到你的激痛點，就在臀肌的某個地方，但你沒有辦法光靠手就把它釋放掉，你可以看下面的圖片。這些人使用的工具很簡單，就是網球，但是效果很好，你可以試試看。

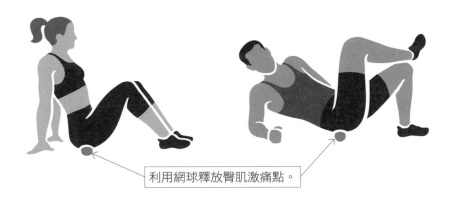

利用網球釋放臀肌激痛點。

步驟 1：坐在地板上，拿一顆網球。

步驟 2：把網球放在地板上，慢慢把臀部的一側放上去，靠近你認為的激痛點。試著不要把全身重量都放在它上面，因為會很痛。

步驟 3：像往常一樣，用核心支撐。

步驟 4：輕輕的前後滾動，直到你感覺到痛點。我們希望這

是激痛點，這種疼痛通常不應該延伸到腿上或下背部，但要找出最痛的點。

步驟 5：發現一個疼痛點後，在你能忍受的情況下，慢慢把全身的重量都放到上面去，同時規律的呼吸。

步驟 6：呼氣時，盡量放鬆臀部肌肉。你的身體會不想讓你這樣做，因為疼痛的時候，你的本能就是繃緊肌肉。

步驟 7：如果你直接壓在一個激痛點上，會很疼痛。但在 10 到 30 秒之後，就會感到疼痛的強度減輕。記得要規律的呼吸，而且每次呼氣時都要放鬆。疼痛會減輕，是因為你實際上做的是在釋放肌肉的抽筋。

步驟 8：如果你覺得疼痛沒有減輕，可能是沒有抓住激痛點。繞著小圓圈打轉（激痛點大小不超過一元硬幣），找到你感覺最緊繃的地方，然後再試一次。

步驟 9：慢慢移動，直到你感覺到另一個激痛點。重複這些步驟。

步驟 10：有些人會注意到，在做這個練習之後，長期的背痛已經有明顯的減輕，這是個好現象！但是還沒完，它只是表示你正在康復的路上，你要做的不只一次，而且你必須遵循本書中關於長期鍛鍊的內容。效果可能很明顯，讓你會忍不住想說：「我好了！」不，還沒完呢！

下背部激痛點

同樣的事情，但這一次是針對激痛點在下背部的人。

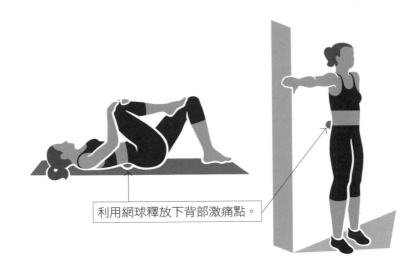

利用網球釋放下背部激痛點。

步驟 1：你可以躺在地上或靠牆站立。

步驟 2：將網球放在脊椎側邊的下背部肌肉後方。

步驟 3：就像處理臀肌的激痛點一樣，輕輕轉動，直到你感到一個特別疼痛的點，這個點可能會把疼痛延伸到其他部位。

步驟 4：無論你是躺著還是站著，輕輕將身體的更多重量壓到激痛點上。

步驟 5：運用呼吸來完成這個動作。呼氣時，試著放鬆在球下方的肌肉。這樣做可以讓你深入觸及先前碰不到的部分肌肉。

步驟 6：你應該會在 10 到 30 秒內，感覺疼痛明顯減輕。如果沒有，你可能沒有抓到激痛點。請繞著小圓圈打轉，直到你感

覺到最緊繃的地方，然後再試一次。

臀肌和下背部的問題排除

看看下面這些抱怨是否聽起來很熟悉。

· 「我找不到任何疼痛的點。」如果你試了好多次，已經找遍臀肌或下背部的每一處，仍找不到任何劇烈疼痛的點，那麼恭喜你！你沒有任何激痛點。請繼續閱讀下一章。

· 「我在按壓它的時候，根本沒有變好，反而更痛了。」如果發生這種情況，表示你壓的是激痛點以外的區域，或是沒有在激痛點的中心。如果疼痛的強度迅速增加，而且在你鬆手之後，還持續一段時間，你可能是碰到神經或滑囊。避開那個區域，繼續做。如果疼痛程度依然不變或只增加一點點，表示你可能沒有直接壓在激痛點中心。每次移動一公分，看看能不能得到緩解。

· 同樣的，有些人自己可能做不到。請去找一位脊骨神經醫師或物理治療師幫忙。

第14章

規則 6：站穩了再走，
走穩了再跑

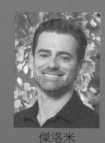

傑洛米

當你的背開始感覺比較好之後，
一旦移動的方式錯誤，你的背就
會讓你知道。

正如你現在所知道的，要改善背痛，你必須改變自己的姿勢和動作，但這也表示你要採用我們精心設計的運動方案，並且持續練習。它是專門為治療背痛而設計的，是永久治癒的基礎。而且你必須把它們做對，這本書裡有很多關於練習的文字和圖片，並不是因為你要做很多練習，而是因為我們想讓你把它們做正確。記住，除非你仔細閱讀，並集中精力用適當的方式來練習，否則你只會徒增傷害。

在學習的過程中，把它們做正確的關鍵，就是慢慢來。不管你是不是這種類型的人，你都得一步一步來。這是一個治癒的過程，急不來的，它有自己的節奏，你必須跟隨它。慢慢開始練習，隨著時間累積，只有當你達到該有的程度，並準備好向上發展時，才能跳到下一級。

能為多數人的疼痛和緊繃感，帶來顯著且永久緩解的，正是這些日常練習。其他的步驟可以幫你度過眼前的痛苦，而這些練習能使改變延續。

持續練習，直到身體痊癒

改變你活動模式的主要目標之一，是讓「持續」的概念，成為你日常生活的一部分。一旦你達到修復的效果，就不需要一直維持。但是，學會隨時在相對穩定的狀態下活動（不要太頻繁的移動腰椎），是個很好的習慣。

這對多數人來說是個很大的變化，你們必須一步一步來，就

像我說的，你得先學會爬，才能學走。要學習如何讓腰椎經常保持穩定，第一步就是先學空中踏步，同時維持脊椎中立。目標是學會在不移動下背脊椎的狀況下做空中踏步，然後你可以在這一章中繼續做其他的動作。

如果這些動作中有任何一個讓你感到疼痛，退回去做前一個你不會痛的練習。就這樣練習幾天，然後再試著進一步。從理論上來講，如果你能躺著踏步而不感到疼痛，那麼你就能不感到疼痛的走路和移動。這只是一個鍛鍊核心的方法，運用正確的肌肉，並透過對的方式運動。當你遇到困難，退回前面的步驟，重新開始。

好了，在不移動下脊椎的狀況下空中踏步，這你已經做到了。一旦感覺比較輕鬆後，就試著在走路時做。這裡的情況變得有點模糊，因為同時有很多因素牽涉其中。因為你現在是負重狀態，除了我們在核心部分討論過的肌肉，你還需要像臀大肌和背闊肌這樣的重要肌群，來支撐你的脊椎。

如果一開始做的時候還是會痛，就按照書中的建議做一段時間，等到你有足夠的力量支撐脊椎時，就會好很多了。

以中立脊椎行走

如果有確實的練習緩慢空中踏步，幾乎每個人都可以在行走時不感到疼痛。你在不疼痛或是疼痛沒有顯著增加的狀態下，可以行走的距離，將隨著你訓練核心肌群、臀肌力量以及耐力後，

逐漸增加。要開始增加行走時不會感到疼痛的能力，請遵循以下指示：

步驟 1：站直，抬頭挺胸，確定身體沒有向前傾。將骨盆前後傾斜，然後在下背部感覺最舒服的地方停止。

步驟 2：用核心肌群穩住中立脊椎。

步驟 3：現在試著走路，同時保持下背部的位置。把一隻手放在肚子上，一隻手放在下背部，去感覺是否有移動。一旦你感覺自己已經可以在走路時保持脊椎中立，開始從肩膀擺動手臂，一側的手臂對應另一側的腿，意思是如果你的右腿向前擺動，左手臂也應該向前擺動。走路的時候，確保你的手臂是從肩膀開始擺動，這動作有助於分散脊椎承受的壓力。

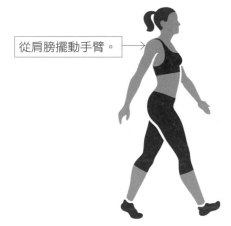

從肩膀擺動手臂。→

步驟 4：如果你感覺背痛快發作，停下來坐幾分鐘，讓背部放鬆一下。然後再試著走久一點。隨著時間累積，坐著休息的時間應該會縮短，讓你可以走得更遠，而且不會疼痛。

現在讓我們進入更複雜的動作。為了讓它簡單一點，提高你成功的機會，我們會分解那些複雜的動作，最後再把它們結合在一起。我們會由「從臀部移動」開始，這是所有人生活中最基本、最常見的動作。

讓我們從「髖關節鉸鏈」開始，這是一種脊椎不用承受壓力，就能向前彎腰的方式。如果做對，運動的軸線是在臀部，而不是下背部。你的下背部應該在一個受保護的中立位置，隨時都由核心肌群撐著。當你向前彎腰時，下背部不會拱起或移動。讓我們看一張髖關節鉸鏈和一張腰椎彎曲的圖片。這是很簡單的事情，但要改掉壞習慣是很困難的。

以中立脊椎做髖關節鉸鏈

下頁有幾張圖片，展示鉸鏈的正確方式（左圖）和錯誤方式（右圖）。注意左圖的下背部只有很小的弧度，沒有移動，這樣很棒！右圖的脊椎動得很多，千萬不要這樣。第一次嘗試這個動作時，你可能會覺得很彆扭，認為你不能以良好的姿勢向前。並不是這樣的，你很快就會發現，光運用臀部，你依然可以移動的跟以前一樣遠。

日積月累之下，你會越來越靈活。原因是用下背部移動，最終會導致背部的疼痛和僵硬，但用臀部移動不會有這樣的結果。我們來練習一下正確的方法。

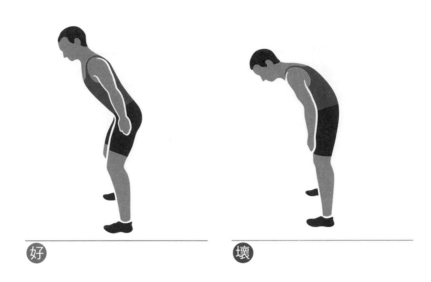

好　　　　　　　　　壞

步驟 1：雙腳張開與肩同寬。

步驟 2：找到脊椎中立位置，以核心支撐，肩膀向後，在不引起疼痛、不破壞脊椎中立的狀況下，盡量把身體站直。

步驟 3：膝蓋微彎。

步驟 4：找到從你髖部兩側突出的兩塊骨頭，這些被稱為大轉節。想像一條直線穿過這兩點，再穿過你的骨盆。

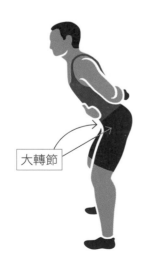

大轉節

步驟 5：現在把一隻手放在肚子上，另一隻手放在背上。背上那隻手的手指放在脊椎那些突出的小骨頭上。手放在這裡是要感覺當你做髖關節鉸鏈時，骨頭是否有任何不必要的移動。

步驟 6：核心部位完全不要移動（你不應該感覺到背部的小骨頭在移動），慢慢透過髖骨向前彎曲，同時把臀部稍微向後伸出一點。如果你感覺肚子或背部移動，回復原位，再試一次。

步驟 7：在不移動背部的狀況下，盡量向前傾。對很多人來說，剛開始的時候，大腿後側的肌肉會限制髖關節的活動。如果你不能往前太多，不要擔心。只要遵循本書中所有的建議，你的肌肉會慢慢放鬆的。

步驟 8：慢慢回到起始位置，不要移動背部或腹部。

步驟 9：你的下背部不應該疼痛，如果會痛，重新設定起始姿勢，找到中立脊椎，用核心固定。不會痛了嗎？那就再試一次，動作範圍小一點，保持在不痛的範圍內。隨著時間過去，慢慢增加活動範圍，一定會做到的。

加入旋轉

現在讓我們稍微複雜一點，在彎曲處加入旋轉。正確的髖關節鉸鏈，可以讓你前後移動而不感到疼痛。

現在讓我們學習旋轉。同樣的，要用臀部的力量帶動。我們不希望腰部有任何活動，所以試著想像你的胸腔被固定在骨盆上，這就是你該有的移動方式。做這個練習時，假裝你的肋骨和

骨盆之間沒有關節。

全身旋轉

胸部、腹部和臀部全部一起移動，表示脊椎不會移動，身體是藉由移動臀部、膝蓋和骨盆的移動來旋轉。如果在胸部移動時，髖部和骨盆保持向前，那麼這個移動就是來自腰椎。以這種方式移動的話，時間久了，可能會磨損脊椎中的椎間盤和關節，尤其是有額外的負擔時（例如把洗碗機裡的東西搬出來）。

就像髖關節鉸鏈一樣，適當的旋轉並不會使你失去靈活性，反而會提高運動表現。

步驟 1：雙腳張開與肩同寬。

步驟 2：找到脊椎中立位置，以核心支撐，肩膀向後，在不引起疼痛、不破壞脊椎中立的狀況下，盡量把身體站直。

步驟 3：膝蓋微彎。

步驟 4：雙手放在骨盆頂部，手指向前指。這個手的姿勢是要在你習慣這個動作之前，幫助你想像骨盆的移動方式。

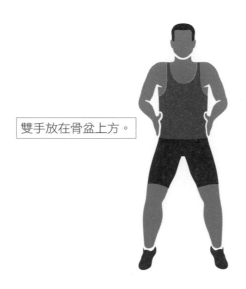

雙手放在骨盆上方。

步驟 5：保持膝蓋彎曲與放鬆，但核心肌群要收緊，試著藉由移動膝蓋和髖部，向右轉一點。你的手指、肚臍、髖骨和臉都要朝同一個方向。把腳掌稍微旋轉一下是可以的。

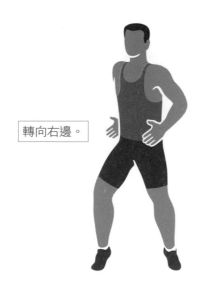

轉向右邊。

步驟 6：現在試著轉向左邊。

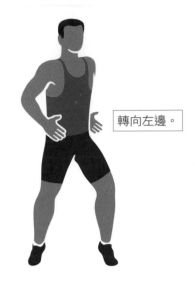

轉向左邊。

步驟 7：讓膝蓋更加彎曲，並慢慢增加轉動幅度。

步驟 8：藉由轉動你的腳掌，來增加活動的範圍。

步驟 9：練習的過程中，胸骨、頭部、肚臍和臀部都應該保持一致。

問題排除

膝蓋疼痛：腳可以放輕鬆一點，轉動身體時，往內側的那隻腳（你往右轉的話，指的就是左腳）跟著轉動。

髖關節鉸鏈、深蹲，加上軀幹旋轉

現在讓我們試著把髖關節鉸鏈、軀幹旋轉，加上深蹲結合起來，讓你可以完成每天要做的事情，而且不會給背部帶來壓力。你要旋轉和彎曲，然後回到另一邊接著伸展。

請注意，在這一連串動作中，圖中的人並沒有真正移動到脊椎（如果你很難想像的話，可以注意他的腰），胸腔一直是固定在骨盆上的。這些圖片顯示，你可以 180 度從一邊轉到另一邊，在不傷害背部的狀況下，盡量把身體壓低、把手抬高。讓我們來試一試。

步驟 1：雙腳張開與肩同寬。
步驟 2：找到脊椎中立位置，以核心肌群將其固定住。
步驟 3：擺定良好的站姿。
步驟 4：軀幹向右旋轉。
步驟 5：轉動時，內側腳掌（左腳）跟著轉。

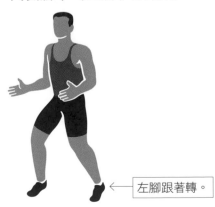

← 左腳跟著轉。

步驟 **6**：開始轉動後，髖關節做鉸鏈動作，向前彎曲。記住不要把背拱起來。

步驟 **7**：身體盡量往右轉，往下壓，但是不要扭腰，也不要讓下背拱起來。你現在的姿勢應該就是深蹲或分腿蹲。

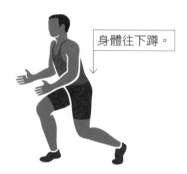

身體往下蹲。

步驟 **8**：伸出雙臂，就好像你要撿起地板上的某樣東西。

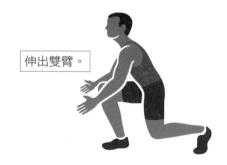

伸出雙臂。

步驟 **9**：把手臂收回來，讓重心重新回到臀部和腳上。

步驟 **10**：使用臀肌，將身體提起來。在你轉回中間，臀部做

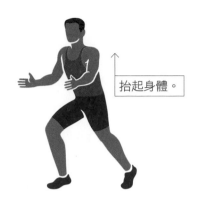

抬起身體。

鉸鏈動作，把身體提起時，運用右邊臀肌的力量。

　　步驟 11：當你旋轉超過中間時（不要扭腰），右腳旋轉，繼續使用右臀肌，手臂向上伸展，就好像你要把東西放到架子上。

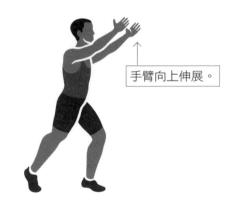

手臂向上伸展。

　　步驟 12：在不扭腰之下回到起始位置，在鏡子前多試幾次。

　　步驟 13：換到身體的另一側做這個動作。

問題排除

・膝蓋疼痛：如果在你開始旋轉軀幹時，感到膝蓋疼痛，

那麼你的腳要放輕鬆一點，讓腳稍微轉動一下。做髖關節鉸鏈向前彎時，如果彎下去之後，你感到膝蓋疼痛，就將臀部再放低一點，讓你呈現蹲姿（想像棒球的捕手），並減少活動範圍。嘗試先做小範圍的動作，再逐漸增加活動範圍。

• 背部疼痛：如果這個動作讓你的背部疼痛，很可能是你扭轉腰部、背拱起來，或是臀肌還沒有足夠的力量完成這個動作。先檢視一下，做髖關節鉸鏈、軀幹旋轉或深蹲時會痛嗎？如果這3 種動作你都可以毫無疼痛的完成，那麼你很可能是還沒有辦法把這 3 個動作結合在一起。試著在鏡子前做小範圍的動作，隨著時間累積，逐漸增加你的動作範圍。

記住，這些動作必須成為習慣。這聽起來很嚇人，但其實沒有那麼難。當你的背開始感覺比較好之後，一旦移動的方式錯誤，你的背就會讓你知道，而你要避免這種情況發生。

第15章

規則 7：站挺，坐挺，才撐得久

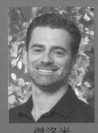
傑洛米

> 無論你在何處，我希望這能幫助你
> 就近找到好的治療師。

治癒你的背並不容易，但比忍受背痛容易多了。

我們已經講完大部分內容，你已經學會如何保持脊椎穩定，如何鍛鍊你的核心肌群，這樣它才有力量把預設的脊椎中立狀態撐住，並且維持一整天。而且你也已經學會如何每天鍛鍊自己的力量，太棒了。但還有最後一步：把你學到的東西應用到日常生活中。在這裡，我要告訴你們如何實際應用。

在本章最後面，我會談談如何找一個好的物理治療師或脊骨神經醫師，因為你們有時候或許會需要。在這一章的幾個步驟，有些人或許會覺得困難，但得到一點專業協助不算作弊。

坐姿

你花了很多時間坐著，所以最好要坐得正確！讓它成為治癒過程的一部分，而不是造成問題的一部分。理想的坐姿看起來要像左圖，糟糕的坐姿就像右圖。

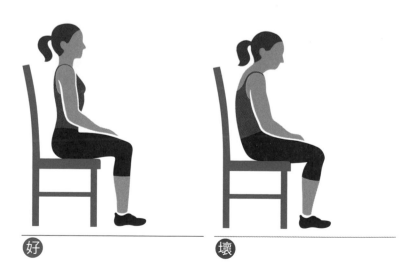

好　　　　　　　壞

　　坐著的時候，你的坐骨（實際上叫做坐骨結節，就是當你坐著時，可以感覺到屁股下面那些尖尖的骨頭）應該在肩膀下方，下背部有一個曲線，也就是你脊椎中立的位置；膝蓋的角度應該呈 70 度，腳平放在下方地板或稍微前面一點的位置；你的頭應該在肩膀前面（但不是把頭向前伸），肩膀要向斜後方拉。這就是短時間的理想坐姿。

　　為什麼說是短時間？因為關於坐姿的最大祕訣，就是不要常常坐著！你不能坐著不動超過 20 到 30 分鐘。站起來做點什麼，哪怕只有 30 秒鐘，也能阻止潛變發生。

在辦公室

　　對於坐在電腦前工作的人來說，左圖是理想姿勢，當然也是短時間而已。

　　你的手肘要呈直角，螢幕的高度也要擺妥，當你坐正時，

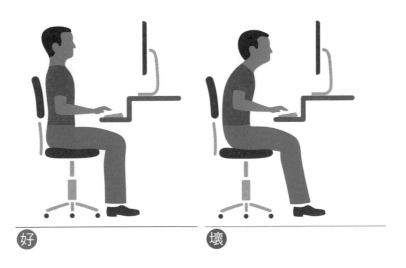

好　　　　　　壞

頭應該是自然向前看的。如果你用筆記型電腦或平板電腦工作，我強烈建議你把它放在桌子上，不要擺在腳上。如果你只使用平板電腦工作，那就買一個鍵盤，當你打算使用平板工作一段時間時，就把它架起來。不過，如果你有頸部或背部問題，相較平板電腦或筆記型電腦，桌上型電腦是比較好的選擇。

另一個強烈建議，是在坐和站之間交替，如果可以的話，就使用可調整的升降式辦公桌。這種姿勢交替，能將一整天累積的身體負擔，轉移到身體的不同部位，防止某一個特定部位的負荷過重。

我不建議從每天坐 8 小時改為站 8 小時，因為這可能會導致其他問題。因此，在一整天當中交替即可。

智慧型手機

有人發明幾個偉大的詞彙，用來描述最近在脊椎護理方面的

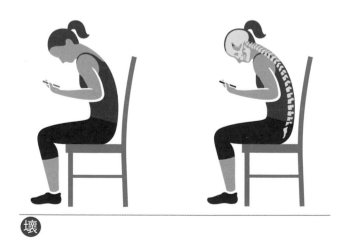

壞

現象，「簡訊脖」和「iHunch」（hunch為隆起之意）就是其中很常見的詞。現在有很多 12 歲到 15 歲孩子的 X 光片，他們的脊椎退化程度和 60 歲的人的 X 光片一樣！這是因為下圖是很常見的一幕：一個孩子聚精會神的縮在他的 iPhone 旁。當然，成年人也是。

頸部和背部長時間處在彎曲的姿勢，會使肌肉和韌帶緊繃，導致關節退化。除了大幅減少手機或平板的使用時間之外，沒有簡單的解決方案。但這裡有一些建議。

首先，當然是盡量減少你用智慧型手機收信和上網的時間。盡量把這些事情拿到電腦上做，這樣比較容易保持良好的姿勢，或是當你用適當的姿勢坐著時，再使用你的智慧手機。不過這比較難，因為你會不自覺的把它拿到你前面，然後讓你的脖子和背部負擔加重。

但你可以試試這些方法，像是試著躺在沙發上，把手機舉到頭上，或側身躺著，把手機放在面前，雖然不知道你是否可以整天都這樣做，但這姿勢對你的背部比較好。或者，每隔幾分鐘就換一下手機或平板的位置，把它舉到面前、移到旁邊，停一分鐘，轉頭看看周圍等。

我們知道你不會放棄使用智慧型手機，所以當你滑手機時，想辦法用中立脊椎來做這件事！

從椅子上起身

從椅子上站起來只是在做深蹲的上升部分。坐在椅子上，雙腳靠近地面或放在地上。按照下面的步驟，做一個深蹲的動作離開椅子。養成這樣的習慣，每天站起來時都這樣做。

步驟 1：向前滑動，讓你的坐骨位於椅子的邊緣。

步驟 2：找到脊椎中立位置，用核心肌群來固定它。

步驟 3：從髖關節往前傾，這樣下背部才不會移動，把腳放在地板上。這和深蹲的第一部分是一樣的，就像做髖關節鉸鏈時，要把臀部往後推。當你開始把重心從椅子移到腳上時，運用臀肌的力量幫你起身。

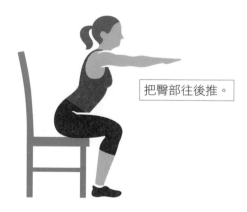

把臀部往後推。

步驟 4：當你收緊臀肌進入站立姿勢時，臀部向上和向前推，同時保持脊椎中立和核心肌群支撐。

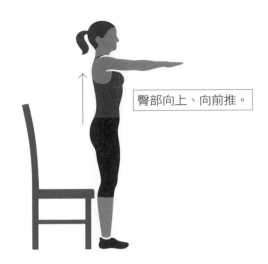

臀部向上、向前推。

步驟 5：多嘗試幾次，直到你感覺臀肌在做大部分的工作。

步驟 6：你能套用到從汽車駕駛座起身、從馬桶上起身等類似的動作嗎？

從地板上站起來

只要你熟練分腿蹲，它會是一個很棒的方式，既能讓你從地板上站起來，又不會讓背部疼痛。做法如下。

步驟 1：從地板上的任何位置開始。

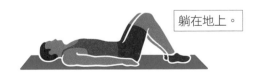

躺在地上。

步驟 2：轉身，讓雙手和一邊膝蓋著地。

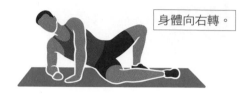

身體向右轉。

步驟 3：找到脊椎中立位置，用核心肌群來固定它。

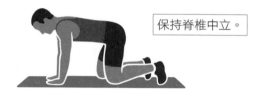

保持脊椎中立。

步驟 4：進入半跪的姿勢，將前腳彎曲至 90 度，後腳的膝蓋碰地。

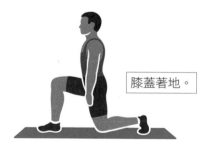

膝蓋著地。

步驟 5：腳掌著地站起來。

步驟 6：你現在處於分腿蹲的低姿。運用後面那隻腳的臀肌，從這個姿勢站起來，就像在做分腿蹲一樣。

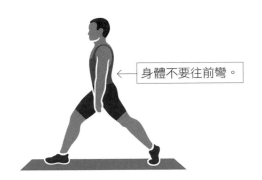

身體不要往前彎。

一開始可能會很困難，在你嘗試做這個動作之前，要先練習分腿蹲。時間久了，這個動作就會變成一個離開地面的好方法，不會傷害背部和膝蓋。

提重物

如果你有背部問題，要從地上舉起重物是有風險的。根據你個人的情況，你可能會有一段時間不能提重物，但多數人之後還是可以再提重物的。無論如何，當你拿起任何重量的東西時，可以做一些事情來降低風險。

步驟 1：縮短你和物體之間的槓桿臂。我說的槓桿臂（Lever Arm），是指當你準備把物體從地面提起來的時候，你和物體之間的距離。在你開始把物體往上抬之前，先把物體拉近身體。

步驟 2：盡可能使用臀肌。記住，這些強壯的肌肉就是設計來幫你提起東西的。如果你不使用臀肌，身體就會用比較小、比較虛弱的肌肉施力，而這些肌肉很容易被壓垮。提起重物時，請

採用深蹲姿勢。

步驟 3：如果你必須旋轉身體，就移動你的腳掌，而不是扭曲軀幹。如果你的腳不能移動，練習第 14 章提到的旋轉模式。

步驟 4：始終保持脊椎中立和牢固的核心肌群支撐。提起重物時，你的核心肌群可能需要比平時收得更緊。但是不要把這個和「憋氣」或「向下用力」混淆，因為那樣會讓椎間盤承受更多壓力。

此外，你可以參考髖關節鉸鏈、深蹲，加上軀幹旋轉（第14 章）的步驟。

家務事

根據我的經驗，這些日復一日的活動，總會引起大問題。大部分人都認為，如果某個東西不重，就不必以保護脊椎健康的方式去移動或舉起它。事實絕對不是如此，日復一日的做這些簡單、看似無害的活動，就像風吹在堅硬的岩石上，久而久之就會造成實質的傷害。

這類常見的活動包括使用吸塵器、把洗碗機裡的東西拿出來、整理剛買回來的日用品、修剪草坪、抱孩子、鏟雪、除草，甚至是坐在沙發上。把這些事情做對，每當你想撿東西的時候，想想本書教你的方法。

開車

開車的規則和坐著是一樣的，只有一個例外：人們開車時，通常會隨著右腳向前傾，以便踩踏板。如果你經常開車，可能會有骨盆輕微歪斜的問題，因而導致背痛。開車的時候盡量坐正，但是要記住，如果坐著的時間超過 20 或 30 分鐘，最好動一動，換一下姿勢，這樣才不會帶給背部的某處太多負擔。如果你要開長時間的車程，至少每隔一小時就下車動一動，把潛變的影響降到最低。如果開車時你會覺得背不舒服，腰部靠墊就是救星。

睡覺

睡覺是一個相當大的挑戰，讓我們從床墊的選擇開始。如果你早上一起床就背痛，那麼可能是你的床墊惹的禍。去試試不同的床墊，看看疼痛的模式是否有改變。我知道這並不容易，但這件事值得花時間和精力。對一些人來說，更換床墊可能是永久緩解背痛的要素。

去旅館、客房或孩子的臥室睡覺，醒來時，背部有什麼不同的感受嗎？是變好還是變糟？如果確實有不同感受，你的床墊很有可能跟背痛脫不了關係，通常瘦的人睡硬的床墊會感覺比較好，而豐腴的人睡軟的床墊會比較舒服，因為身體類型和床墊的柔軟度搭配，能讓脊椎保持相對中立的位置。

這並不適用在所有人身上，但能給你一些引導。現在有公司

專門在生產舒緩背痛的床墊，有的效果還不錯。

至於睡姿，最佳的姿勢是仰躺，但多數人都沒辦法這樣睡覺。根據每個人的狀態不同，所有的姿勢都有優缺點。請試著找出最適合你的姿勢，但如果你發現自己起床時，腰和背部會僵硬，並感覺身體往前傾，那麼你的腰肌很可能太緊繃了。如果你是這種情況，要避免以胎兒的姿勢彎曲膝蓋睡覺，這會讓你腰肌變得更緊繃，所以要把身體伸展開來。

性

這是一個微妙的話題，但我們想談談，因為它對幸福來說是很重要的，你必須保持脊椎中立，並練習髖關節鉸鏈。這可能是在這方面最具有挑戰性的動作。

患者的心得加上我對生物力學的了解告訴我，對兩性來說，最容易做到這一點的姿勢，是女性以雙手和膝蓋著地，保持脊椎中立和核心肌群支撐（如果背痛的人是她），而男性在她的後面，同樣保持脊椎中立，從髖部做鉸鏈動作。如果你能忍受這個姿勢，對男性來說，用髖關節鉸鏈姿勢比趴著或躺著容易許多。

就像其他活動一樣，在你練習本書中的策略之後，當背痛緩解下來，性生活也會更容易。

找一個好的物理治療師或脊骨神經醫師

　　就像我在第 13 章談論激痛點時提到的，短期之內，你可能有需要找一個好的物理治療師來幫你。此外，對於少數比較困難的案例，你可能需要經驗老練的臨床醫生協助。

　　無論你在何處，我希望這能幫助你就近找到好的治療師。這就像找好的床墊一樣，沒有規則可循，但我整理了一些建議。試著用這些條件來找物理治療師。

　　1. 透過信任的人推薦是最好的。

　　2. 慎防那些一下子就要你簽下多堂療程的脊骨神經醫師，尤其是在一開始說明治療計畫時，完全沒有提到運動或姿勢矯正的醫師。

　　3. 小心那些在經過幾次治療後，還是只靠雙手治療，完全沒提到習慣、姿勢和動作的脊骨神經醫師和物理治療師。對他們來說，可能只有在最初幾次需要進行徒手治療，在兩週內，就應該討論姿勢改變和運動了。

　　4. 好的物理治療師或脊骨神經醫師，會詢問你的生活習慣和日常活動，並建議你短期內改善，直到疼痛好轉。

　　5. 好的脊骨神經醫師或物理治療師，會拿著你的病歷，透過試探性的問題來評估你的狀況。此外，治療師也會進行測試，來確定產生疼痛的部位。

　　6. 如果你的臀部或腿部疼痛，好的治療師會詢問相關的問

題，並確定是否為神經問題，這些問題包括你是否感覺麻木、刺痛或沒力氣。如果以上任何一個問題的答案是肯定的，那麼治療師應該進行神經學檢測，或是詢問你最近是否做過神經學檢測。

7. 好的治療師如果想要消除慢性背痛，他會花 10 分鐘以上的時間陪你，因為在 5 到 10 分鐘內是不可能完成的。在某些情況下，急性背痛可以藉由快速調整來治療，但慢性疼痛卻不能。

第16章
鬆動運動與伸展運動

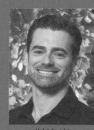

傑洛米

如果下肢的肌肉缺乏彈性、髖關節缺乏靈活性,會增加腰椎的壓力和負荷,同時限制重要部位的血液流動。

關於「不動」和保持穩定性，我們已經談很多。那麼靈活性這個跟靜止完全相反的東西呢？我經常被問到這個問題。對下背痛患者來說，你應該增強彈性和靈活性的地方，是在髖部與下肢。而本章會教你如何增加和保持肌肉的彈性，以及髖部和下肢關節的靈活性。這幾項練習應該每天做，它們只會讓你的運動時間多 1、2 分鐘而已。

如果下肢的肌肉缺乏彈性、髖關節缺乏靈活性，會增加腰椎的壓力和負荷，同時限制重要部位的血液流動。要維持彈性和靈活性，需要將動態的鬆動運動與靜態的伸展運動結合在一起。

鬆動運動

當提到維持關節的活動範圍時，我們稱為「鬆動」。這不是一種伸展，而是一種移動，目標是在不影響下背部的情況下，讓關節進行最大範圍的運動。以本書的目的來說，髖部的靈活性是最重要的。正如我們不斷提到的，我們希望增加臀部的活動，同時減少腰椎的活動。

髖部靈活度受限，除了對下背部有影響外，為了髖部本身的健康，保持髖部活動也很重要。髖關節沒有直接的血液供應，因此得依靠關節運動產生的壓力，將滑液（Synovial fluid）「擠壓」進關節空隙。因此，髖關節活動範圍越有限，被擠入的滑液就越少，髖部最終會受損並退化，導致髖關節需要置換或需要做手術。

我們要藉由伸展運動活動髖部附近的肌肉，同時做鬆動運動為髖關節「上潤滑油」，把髖關節的靈活性提高到極致。

髖部畫圈

這是一個很重要的鬆動運動，在你運動之前先做這個。

步驟 1：雙手和膝蓋著地。

步驟 2：找到脊椎中立位置，用核心肌群支撐並固定。

步驟 3：稍微抬起一邊膝蓋，用膝蓋畫圈圈，在不移動下背部的情況下，盡量活動髖關節。換句話說，應該是你的髖關節執行所有動作，而背部不應該移動。如果做得正確，你應該會感覺到在做這個動作的過程中，腹肌很用力在保持背部不動。

步驟 4：順時針轉 10 圈，逆時針轉 10 圈，然後換腳。

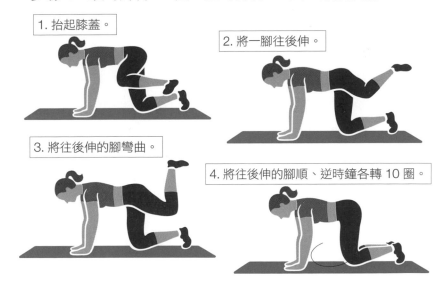

1. 抬起膝蓋。

2. 將一腳往後伸。

3. 將往後伸的腳彎曲。

4. 將往後伸的腳順、逆時鐘各轉 10 圈。

下背部不要拱起來，骨盆也不要抬高，保持下背部不動，固定在適當的位置。

伸展

根據我的經驗，人們在試圖治癒背痛時，往往太依賴伸展運動。伸展有它的重要性，但必須與本書中的其他策略（改變習慣、穩定脊椎、強化核心肌群）共同使用。你的脊椎和相關肌肉越穩定，就越不需要做長時間的伸展。

研究指出，為了增加肌肉的靈活性，伸展需要停留大約 45 至 60 秒之間，同時也需要適當的強度，以促進肌肉延長。本章的伸展運動是靜態伸展，靜態伸展是在一個地方停留很長一段時間，目的是為了延長肌肉。

不要把它們與動態伸展混淆了，動態伸展是在移動當中進行拉伸，最好是在運動之前做。日常活動中常見的膕旁肌伸展（拉大腿後側肌肉）就是一個例子。

保持靈活性的關鍵肌肉是膕旁肌、臀肌、梨狀肌和腰肌。接下來的 4 種伸展運動，試著以 60% 的強度，停留 45 至 60 秒。在做伸展運動時要注意，除了正在運動中的手臂之外，其他身體部位都是放鬆的，同時維持輕度的核心肌群支撐以保護背部。運動後可以做這些伸展運動。

膕旁肌伸展

步驟 1：準備一條彈力帶或皮帶，長度約腿部的兩倍。

步驟 2：躺下來，把帶子套在腳掌上。

步驟 3：找到脊椎中立位置，用核心肌群撐住。

步驟4：慢慢把腿向上拉，直到你感覺到適度的伸展。

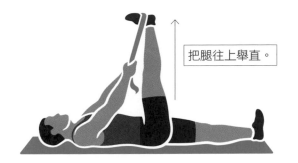

把腿往上舉直。

步驟 5：停留 45 至 60 秒。確保只有手臂和核心肌群在用力，身體其他部位都應該放鬆。

步驟 6：換另一邊重複上述動作。

臀肌伸展

步驟 1：仰躺，找到脊椎中立位置，利用核心肌群支撐。

步驟 2：將一隻腳翹在另一隻腳上。

步驟 3：用手扶住下面那隻腳的大腿，把它當作一個槓桿，將下方的腳拉近身體，伸展臀部。

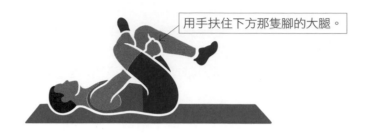

用手扶住下方那隻腳的大腿。

步驟 4：停留 45 至 60 秒。確保只有手臂和核心肌群在用力，身體其他部位都應該放鬆。

步驟 5：換另一邊重複上述動作。

梨狀肌伸展

步驟 1：仰躺。

步驟 2：找到脊椎中立位置，用核心肌群保持身體穩定。其中一邊的膝蓋彎曲，向胸部靠近。

步驟 3：用另一側的手抓住彎曲的那隻腳踝。

步驟 4：再用與彎曲膝蓋同一側的手抓住膝蓋。

步驟 5：將膝蓋拉向另一側的肩膀，讓臀部伸展。

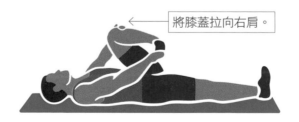

將膝蓋拉向右肩。

步驟 6：停留 45 至 60 秒。確保只有手臂和核心肌群在用

力，身體其他部位都應該放鬆。

步驟 7：換另一邊重複動作。

腰肌伸展

這一段比其他的稍微難一點。目標是要感覺到大腿上方、腹股溝和腹壁內側的伸展。

步驟 1：採半跪姿勢，一隻腳在前，膝蓋彎曲，腳掌放在地板。另一隻腳在身體下方，膝蓋彎曲，小腿和膝蓋放在地板。

步驟 2：找到脊椎中立位置，用核心肌群撐住。

步驟 3：讓髖骨面向前方，同時收緊臀肌，讓身體向前移。保持脊椎中立，背部不要拱起來，也不要從髖關節向前彎。

步驟 4：手臂舉直向上。你會感覺到大腿、腹股溝和腹部的伸展。

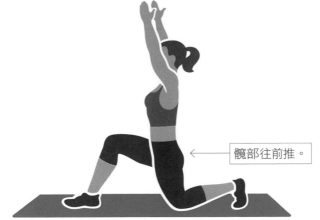

髖部往前推。

第17章
如果你有這些特殊情況

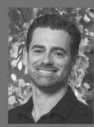

傑洛米

> 一邊使用本書,一邊找醫生或其他
> 專業治療師。也許不會完全痊癒,
> 但有很大的可能會舒緩很多。

這本書是為症狀嚴重的人提供幫助，他們可能需要醫療或知識方面的協助。

還有一些更特殊的情況會導致背痛，你會希望得到醫生的個別治療，但你也可以從書中得到實質性的幫助。當然，你可能會納悶：「如果早晚都得看醫生，為什麼不直接看醫生？」

首先，書中的概念和練習可以為你奠定基礎，知道哪些部分是需要特別治療的；第二，在我的經驗中，太多治療師沒有為患者建立脊椎健康的基礎，就直接進行特定的練習和伸展運動，而本書能彌補這部分。

所以先從這本書開始，再尋找特定的治療方法。但要注意，有些運動可能會讓疼痛加劇。如果這種情況發生在你身上，就停下來。每個人通常都會先從之前讀過的建議得到實質性的幫助，但是對於這些特殊情況的患者，本章也會對你很有幫助。

去看醫生，在醫療幫助和我們提供的建議之間，找到自己的平衡點。一般來說，醫療幫助雖然有機會緩解，卻不能提供完整而永久性的解決方案。

突出的椎間盤症

這表示椎間盤已經破裂，是個很嚴重的問題。你應該先看醫生，如果醫生告訴你要嘗試非侵入性的治療，但你實在太痛了，沒辦法運用本書的練習，注射類固醇或許可以幫助你緩解疼痛。雖然我不推薦這套方法，但突出的椎間盤可能是少數可以適合做

的情況。有時注射可以把疼痛和發炎症狀降到可忍受的程度，然後你就能開始復健。然而，注射類固醇會延遲突出的椎間盤的癒合過程，請先和醫生討論類固醇注射的風險和好處。

如果因為突出的椎間盤，疼痛延伸到你的腿，有一種叫做「神經牙線治療」可能會有幫助。神經牙線是一種試著牽引或「刷洗」神經根的技術，在神經根從突出的椎間盤處附近的脊髓位置，用它來清除堆積在神經根的物質。如果有「東西」黏在神經根或神經上（很可能是椎間盤碎屑或疤痕組織），會加劇疼痛，所以把它們除掉會有很大的幫助，而神經牙線治療正好可以達到這個目的，並緩解症狀。

然而，使用這個方法，一開始疼痛可能會增加，然後才減輕，有的時候可能無效，但其效果值得一試。關於這個主題，YouTube 上有數不清的影片。我最喜歡斯圖爾特・麥吉爾（Stuart McGill）博士的方法，他錄製許多影片，詳細介紹他書中提到的方法。

薦髂關節過動性疼痛

根據我的經驗，這種疼痛是最難治、同時也是最頑固的症狀之一。薦髂關節（Sacroiliac）是骨盆中的關節，骨盆的側面則與薦骨相連。

在健康的人體內，薦髂關節不應該移動太多，它是由韌帶和肌肉保持緊繃，如果薦髂關節活動過多，可能會反覆出現劇烈疼

痛。這種狀況通常是因為韌帶扭傷，也可能是因為臀部受過劇烈撞擊或分娩。一旦韌帶變形，薦髂關節就會變得不穩定。學會在適當的時間運用核心肌群和臀肌，可以幫助患有慢性薦髂關節疼痛的人。

有時候，醫療干預是必要的。其中一種方法是「增生療法」（Prolotherapy），這是一種注射療法，目標是收緊鬆弛的韌帶和穩定關節。做法是在薦髂關節周圍注射刺激物，藉由讓關節的韌帶結疤和硬化，使得關節更穩定。

先試試本書的方法，看看你的疼痛能得到多少緩解。如果沒效，在決定嘗試增生療法前，請多諮詢幾位從業醫師。

在使用增生療法之前，除了先前學過的練習之外，你可以再試試這些練習：

等長內收運動

我們的目標是在不移動薦髂關節之下，強化腿部內側的肌肉。做這項練習時，你需要一個藥球（外型類似籃球的運動球，能用來幫助受傷的人恢復運動能力）、枕頭或類似的東西。

步驟 1：仰躺，膝蓋彎曲。把藥球放在膝蓋之間。

步驟 2：找到脊椎中立位置，用核心肌群支撐。

步驟 3：把球夾在膝蓋之間，維持 10 秒鐘。

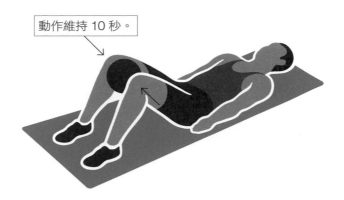

動作維持 10 秒。

步驟 4：重複 10 次為一組，做 2 至 3 組。

等長外展運動

與前面的練習一樣，目標是避免移動薦髂關節。不同的是，你是在鍛鍊臀部外側的肌肉。做這項練習時，你需要彈力帶或彈力繩。

步驟 1：仰躺，膝蓋彎曲。把藥球放在膝蓋之間。

步驟 2：找到脊椎中立位置，用核心肌群支撐。

步驟 3：把彈力帶圈在兩側膝蓋上。

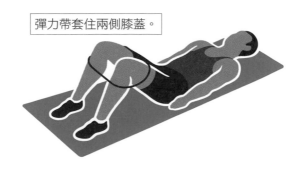

彈力帶套住兩側膝蓋。

步驟 4：運用臀肌，膝蓋向外移 45 度。

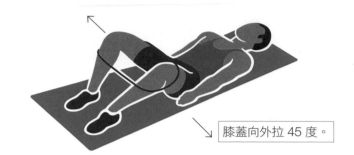

膝蓋向外拉 45 度。

步驟 5：維持 10 秒鐘。

步驟 6：重複 10 次為一組，做 2 至 3 組。

側面自行車

要把這個練習做對是很有挑戰性的。其中一個目標就是讓你的腿始終保持在同一個平面上。也就是說，如果從側面觀察，你的腿不可以上下移動。在整個運動過程中，必須讓膝蓋和腳保持在一樣高的位置。

步驟 1：側躺，上面的手放在前面地板上，以支撐身體。

步驟 2：核心肌群支撐。

步驟 3：想著踩自行車的動作，把腳向前推，再把它拉到身後，在髖部畫一個大圈，就好像你在側面騎自行車一樣。當你把腳帶到身後時，專注運用臀肌。

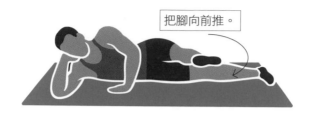

把腳向前推。

步驟 4：在不移動背部的狀況下，盡量伸展。

步驟 5：重複 10 次。

步驟 6：接著換方向。

步驟 7：把腳後跟向後推，臀肌用力，當你的腳在後面時，伸展髖部屈肌。

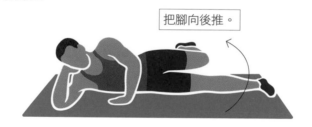

把腳向後推。

步驟 8：在移動腿部的時候，不要讓它上下移動，保持在同一個平面上。

椎間盤突出

如果壓力被移除，讓突出的椎間盤有恢復的機會，多數椎間盤突出都會自行痊癒。如果你有椎間盤突出，最重要的就是不要刺激它。你必須限制給椎間盤造成壓力的活動，也就是盡量少做

任何需要坐著的活動，像是開車、坐飛機等，也不可以拱著背提東西、扭轉或彎曲下背部，像是打高爾夫、網球等。有很多方法可以讓你繼續做這些運動時，不會扭轉或彎曲下背部。

　　當你被要求坐著的時候，請你記得潛變的概念。如果你被要求坐一整天，把它分割成 20 到 30 分鐘的量。當你椎間盤突出時，避免潛變的狀況就更急迫。

　　對一些人來說，伏地挺身可以幫忙緩解椎間盤突出的疼痛。這個概念最初是由約瑟夫・麥肯齊（Joseph McKenzie）博士提出的，他表示，這個練習有助於把椎間盤移回它原本的位置。

伏地挺身

　　有些人能從這個運動中改善症狀，雖然不是每個人都有效，但值得一試。

　　步驟 1：趴在地板上，手肘彎曲，手臂平放在身體兩側的地上，手心向下。

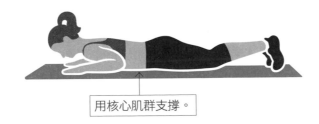

用核心肌群支撐。

　　步驟 2：以核心肌群輕輕支撐。

步驟 3：試著將上半身撐起，但不動用到下背部的肌肉。利用手臂的力量，讓下背部呈放鬆狀態。如果你有椎間盤突出，而你用背部肌肉抬起身體的話，背部肌肉很可能會抽筋。

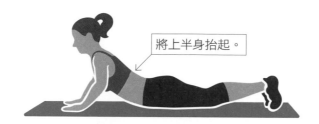

將上半身抬起。

步驟 4：慢慢把上半身推離地面。如果你的下背部肌肉開始用力，停下來，先降低身體回到地面，再重新開始。

步驟 5：繼續緩慢上升。在不運用背部肌肉，也不會疼痛的情況下，盡量升到最高，然後停留 10 秒鐘。

步驟 6：只使用手臂力量，慢慢回到起始位置。重複做 5 到 10 次。這個練習可以每天做。

椎管狹窄

椎管狹窄是個很嚴重的問題，而目前為止教給你的所有東西，都很有幫助。對於嚴重椎管狹窄的患者，我們不能保證成功率可達 80％，但成功的機會很高。至於輕度及中度椎管狹窄的患者，對本書介紹的方法，反應都很好。

基本上就是先找到並保持脊椎中立位置，這樣刺激就會消失。保持中立脊椎後，一旦你感覺舒服了，就試著走路。對多數

椎管狹窄患者來說，步行中等距離都可能是個問題。確保你的脊椎保持中立，並且像我們之前說的那樣，從肩膀擺動手臂。此外，在疼痛發作之前，要停下來休息，坐一會兒。最後，試著延長你走路的距離。隨著核心肌群體能和耐力的增強，你可以行走的時間會越來越長。

我再次提醒大家，如果你有很嚴重的椎管狹窄，你可能就是少數需要手術的人，尤其是如果你有腿部不適或無力的症狀，就更是如此。也就是說，我曾見過無數患者的核磁共振影像顯示有中度至重度的椎管狹窄（側邊或中央狹窄），這些患者無需手術，就能恢復至最小的疼痛和最好的身體狀態，所以值得一試。

對於許多患有側邊或中央椎管狹窄症的患者來說，騎自行車是一種很好的運動，也是緩解背痛的好方法，因為騎乘的姿勢是向前傾的。另一種方法是做下面的伸展運動，來緩解椎管狹窄引起的不適。

緩解椎管狹窄的伸展運動

這是膝蓋到胸部的伸展，用來緩解椎管狹窄造成的不適。這個練習很簡單，通常也很有效。

步驟 1：仰躺。

步驟 2：以核心肌群輕輕支撐。

步驟 3：慢慢將膝蓋朝胸部抬起，雙手抓住膝蓋，將膝蓋拉

向胸口。

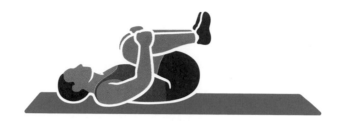

步驟 4：停留 30 秒，持續呼吸。

步驟 5：重複 5 到 10 次。一天當中隨時都可以做。

脊椎側彎

如果你有脊椎側彎，去找一個物理治療師，替你的身體狀況量身訂做運動方式。單一方法並不能適用於所有人，你的治療師應該考量你脊椎的彎曲程度和脊椎側彎的原因，開出治療處方。例如，因為腿部長度不一致引起的脊椎側彎，有時使用矯正器就會有效，而嚴重的脊椎側彎，則可能需要支架。根據你的身體狀況，也有不同的運動和伸展方式。我建議去找一位經驗豐富的治療師，得到針對你個人的協助，同時也要做到本書提出的方案。

懷孕

懷孕期間背痛是很常見的，原因包括體重增加、荷爾蒙變化、壓力和睡眠不足。孕婦在這段時間有很多事情要煩惱，但是

在懷孕期間和之後做這些運動，對身體會有很大的幫助。

說了這麼多，但我不得不承認，你或多或少還是會背痛，但是疼痛程度會減少許多。懷孕期間會背痛，其中一個原因是鬆弛素的釋放。這種荷爾蒙被釋放到你的身體裡，使得骨盆內部和周圍的韌帶放鬆，為生產做準備。

如果你即將分娩，這是一個偉大的功能，但它也會導致脊椎和骨盆的不穩定，並引起疼痛。這就是一種取捨的時候了，它讓分娩變得比較容易，但是會帶來疼痛。

在進入孕期時你的身體越強壯，你就越有可能避免背痛。在懷孕期間有規律的運動，包括書中提到的都可以安全進行，而且對緩解背痛有很大幫助。跟你的醫生聊一聊，看看哪些運動對你是安全的、多少重量適合在懷孕階段訓練。

就為了一個短期的懷孕，做這些值得嗎？首先，這不是短時間的，如果你有嚴重背痛，就一點都不短。沒有額外的背痛負擔，懷孕本身也已經夠艱難了，所以請考慮一下前面的建議。無論你做什麼，有的時候，你可能還是會突然背痛。這時候，你需要找一個好的脊骨神經醫師或針灸醫療師來幫助你。但是一定要找一個在治療孕婦方面有豐富經驗的醫生。按照我前面給的建議去尋找專業人士，並在準備預約之前詢問仔細一點。

對於特殊情況，我要說的就是這些。但根據經驗，這些建議能給符合特殊情況的人很多幫助，所以覺得有必要把它們涵蓋在內。你需要一邊使用本書，一邊找醫生或其他專業治療師。也許不會完全痊癒，但有很大的可能會舒緩很多。

第18章
肌力訓練不能忽視的細節

有些人可能沒有完成核心肌群鍛鍊，就直接開始做嚴格訓練，對有背痛病史的人來說，這樣很危險。

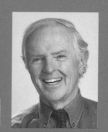

克里斯

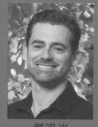

傑洛米

隨著年齡增長，鍛鍊我們體內維持平衡和穩定的系統，是很重要的事情。

首先，恭喜你！你已經讀完也吸收了傑洛米建議的關鍵。這是件大事，因為多數人已經準備好自己終結或澈底減輕背痛。

讓我來整理一下，你已經學會一些動作，能幫你在短期內先緩解背痛，這樣你就可以開始運動，來解決這個長期性的問題；你已經學會停止做那些讓你陷入困境的事，也學會如何建立核心肌群的耐力和力量；最後，你除了已經學會如何在保持脊椎中立和核心支撐的同時，還學會如何在日常生活中活動，而不會弄痛你的背。

總體來說，你已經學會如何採取不同的活動方式，而這將改變一切。把你所學到的繼續維持下去，每天做基本練習，那麼從現在開始，大部分的人將不再背痛。

還有一個領域我們沒有收納在本書，但我們希望你去思考，並採取行動。請注意，我上面說的是，你準備好做「適度的運動」。如果那是你想要的，那很好。但是，如果你決定回去做劇烈運動，畢竟對許多人來說，滑雪、網球、高爾夫球、瑜伽等實在有趣多了，那麼，你應該認真考慮做更多的練習，不只是這本書給你的指南。

對你來說，除了我們目前為止講過的內容之外，去執行一個更全面、要求更高的肌力訓練計畫，以增強你的核心肌力，是很有意義的事。有些人可能沒有完成核心肌群鍛鍊，就直接開始做嚴格訓練，對有背痛病史的人來說，這樣很危險。

對於沒有針對背部的肌力訓練方法，最好的選擇就是去看《明年更年輕：運動計畫》（*Younger Next Year：The Exercise*

Program，目前尚無中文版）。這是一個簡短但走在尖端的運動大綱，有肌力訓練以及有氧運動，這也是你長期恢復的關鍵。這套練習並不是特別針對背痛患者，但是共同作者比爾・法柏席尼很熟悉背痛問題，他的一般性肌力訓練指導會對你很有幫助，加上我是另一位共同作者，所以時不時就會變得比較好讀。

更具體一點的話，傑洛米剛剛完成一個很了不起的、以影片為基礎的背痛與運動指南，名為 BackForever（Backforever.com）。我現在已經很清楚了，說到背部問題，傑洛米是隻能準確抓住問題點和細節的獵犬，他很盡力讓他的影片既完整又多元（有超過 150 個不同的影片，主題涵蓋各種層面）。我看過這些影片，真的很棒。

事實上，如果是我的背在痛，我就會買這本書，然後訂閱BackForever。如果你也這樣做，你是有很大的機會能終結背痛，從此過著幸福快樂的生活。

在我們放你走之前，我們想給你一些關於肌力訓練的提醒和建議。

錯誤的健身

當我們說到肌力訓練時，需要拋棄 1960、1970 年代開始的「健美先生」或「鍛鍊特定肌肉」的心態。

在那幾十年裡，新型的健身器材諾德士（Nautilus）和其他品牌都廣為流行，對健身的關注也是潮流的尖端，這部分要歸功

於阿諾・史瓦辛格（Arnold Schwarzenegger）和電影《泵鐵》（*Pumping Iron*，阿諾的健身紀錄片），他們的目標是要練出巨大的二頭肌、四頭肌等。然後我猜你會去海灘展現這些健身的小玩意，這樣《海灘救護隊》（*Baywatch*，美國 2017 年的喜劇動作片）的辣妹就會圍著你團團轉。

你練出這些肌肉的方法，主要就是使用那些漂亮的舉重機器，尤其是諾德士的機器。

諾德士機器的優點，在於它們在整個鍛鍊過程中會不斷施加壓力。這點沒錯，也是個好主意，但我敢打賭，這些機器真正的吸引力在於，它們以某種奇妙的方式讓舉重變得容易。你當然還是得承載很大的重量，但是機器把所有平衡工作從肌力訓練中拿走了。這讓你可以把某幾塊肌肉練得很大，像是四頭肌、胸肌、二頭肌等。如果你不需要煩惱怎麼平衡和穩定自己，不需管這些麻煩事之後，鍛鍊肌肉就會容易許多。

在正常的重訓過程中，也就是不使用機器時，穩定性和協調性主要是由大塊肌肉周圍的小塊支撐肌肉和肌肉群完成的。機器替你做了大部分的工作，似乎很不錯，但是這些小肌肉會萎縮。

我們身體設計的機制，就是要在一個整合性的、全身性的基礎上運動，而且是隨時隨地都要動。如果沒有小肌肉的幫助，這是不可能做到的。運動員的動作和現實生活中大部分的運動都不是只使用單一肌肉，而是要運用整個系統。運動和活動就像管弦樂，而不是一系列的獨奏。在現實生活中，你每一次提起東西，都是全身的事情。

　　比爾・法柏席尼看到數百名 60、70 歲的人一輩子都是「鍛鍊特定肌肉」的舉重運動員，他們的肌肉可以舉起很大的重量，但在日常活動和正常運動中，他們就像小貓咪一樣虛弱，通常這些人的背和脖子已經掉進疼痛的無底洞，因為那些對全身活動至關重要的小肌肉已經萬劫不復，而他們的身體因為失去平衡而痛苦萬分。

　　拯救這些可憐的肌肉是有可能的，但需要很長的時間。而做法毫不意外，就是要他們放棄舉重器、鍛鍊特定肌肉模式，學習全身整合性的訓練。在整合性訓練中，多數情況下，你都是使用自己的體重，而不是使用機器（注意：你不必完全放棄舉重器，如果適當使用，它們可以作為全身性訓練方案的輔助）。

　　理解整合性、全身性肌力訓練的意義是很重要的。也只有整合性、全身性的運動，才能建立起你需要的力量和移動模式，讓你能回去進行那些高風險的活動。如果你想要核心肌群可以在劇烈運動時保護你的背，那麼幾乎可以肯定的說，你必須鍛鍊出更強壯的核心肌群。

——克里斯

　　關於鍛鍊特定肌肉這個主題，讓我來補充一下。當某些特定的肌肉出現缺陷時，有必要鍛鍊特定的肌肉，以便在體內重建力量和平衡，這樣之後才能適當的進行全身性的運動。但是，在這些康復目標達成之後，在保持平衡的同時，運用核心肌力進行整合性的活動是很必要的。而多數機器是讓你把最大的力量施加

在單一關節上，像是在手肘，而機器替你做所有穩定和平衡的工作，這會讓關節有負擔。

這種健身的重點是透過阻力把肌肉養大，在這個過程中，身體各處的不同肌肉會被單獨處理，以獲得特定的外觀，卻沒有考慮到將肌肉連接在一起。這對訓練肌肉和肌肉系統的活動毫無助益，它們沒辦法共同運作，在最小關節損傷的情形下達到最高活動效益。隨著年齡增長，鍛鍊我們體內維持平衡和穩定的系統，是很重要的事情。

除了健身以外，我們也希望你考慮到肌肉訓練的動作。比爾常說，在這個行業中很常聽見的話是「訓練動作，不是訓練肌肉」，這句話千真萬確。你在健身房的目標是打造出可以支持日常生活、工作和運動的肌肉系統，而不是為了帶去海灘炫耀。

你也需要擺脫為了鍛鍊核心肌群，就必須做針對核心肌群的運動思維，所有的全身性運動都是核心肌群運動。核心肌群的作用是要阻止活動，而不是產生活動。你想想，當負荷透過手腳傳到身體時，核心肌群是用來防止脊椎和軀幹移動的，它們的主要功能與其說是移動軀幹，不如說是保持軀幹不動。

舉例來說，當你光靠自己的兩隻腳站著，沒有任何東西可以倚靠，而你要拉一條有阻力的繩子，在你拉動繩子時，就是你的核心肌群在保護你的身體不失去平衡。繩子的阻力越大，你的核心肌群就必須越強壯，才能抵抗這種阻力。同時，你坐在坐姿划船機（健身房中訓練背肌的器材），胸部靠著一塊擋板，拉著配重片，你必須用力壓在擋板上，讓身體保持適當的位置，這樣大

概可以理解了吧。

肌力訓練不容忽視的細節

在肌力訓練中，特定的小細節也是很重要的。事實上，這部分的風險更大，因為負載的重量更高，出錯的空間也更小。關於重量訓練，你的目標決定你願意承擔的風險程度。

所有的重量訓練都會要求你承擔一定程度的風險，如果你的目標是當 NBA 的中鋒，我們會讓你在有點危險的位置上，承受龐大的負擔，但如果你的目標在年薪數百萬美元的崗位工作，那就值得；如果你的目標是做一個可以安全抱孫子的奶奶，那風險就會更低，但如果你的目標是每週打幾次休閒的高爾夫球，那麼風險差不多在中間。

因為這些原因和活動的複雜性，想在這本書提出一種適合所有肌力訓練的方案，基本上是不可能的。因此我們決定，與其給你一個劣質的產品，不如給你一個整體的資訊和選擇，讓你去選擇個人化的訓練方式。

克里斯和我都是比爾的忠實粉絲，他為一般的肌力訓練提供很好的基礎。如果你想要一個更客製化的訓練方案，以保護和強化你的背部，請參考 BackForever 線上會員專案。

當然，還有一個選擇，就是請一位個人教練，直到你熟悉肌力訓練中的規則與禁忌。一個好的個人教練會有很大的幫助，但請注意，個人教練的技術水準和知識方面有時候會落差很大，所

以要找到合適的可能會有困難。你可以詢問健身教練是否熟悉本書中談到的概念，這是一個很好的起點，也要詢問他們處理背痛患者的經驗。可以的話，請他們介紹那些患者跟你面談一下。

克里斯和我希望能建立一個篩選方案，來解決尋找好健身教練的問題。根據你居住的地方不同，要聘請一位優秀的個人教練，每小時可能會需要支付約新臺幣 2,250 至 6,000 元等。

最後，我們還想讓大家明白，哪些肌力練習對身體有害，有幾項是你絕對不該做的。我們把這些「壞運動」收錄在此，這樣你就不會傷到自己。

身前滑輪下拉

這個壞傢伙把肩膀放在一個很脆弱的位置，可能導致旋轉

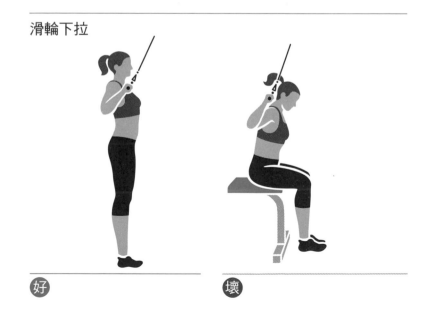

滑輪下拉

好　　　　　　壞

肌和肩關節受傷。由於頭的位置在前面，也給頸椎帶來很大的壓力。你可以改嘗試滑輪下拉到胸前或引體向上（如果你很強壯的話）。我們不會在這裡討論怎麼做才正確，但有一個小提示：當你做身前的滑輪下拉時，要站著做，不要坐著，這樣才能加強核心肌群和臀肌。

史密斯深蹲對很多人來說是不合適的

史密斯健身機器的設計目的，是幫助人們在負重時做深蹲，同時把因內置的抓鉤機制導致舉重者摔倒的風險降到最低。這部分很合理，但有一個問題：這臺機器引導槓鈴在同一個平面移動，使得多數人無法藉由它來做正確的深蹲。

史密斯深蹲

好　　　　　　　　　　壞

對於背部健康，深蹲是一項很複雜、個人化的運動。我所說的個人化是指沒有兩個身體是相同的，也沒有兩套深蹲是相同的。史密斯的深蹲機器不允許你那樣做，它會讓很多人做出糟糕的深蹲，而可能導致膝蓋、臀部和背部問題，所以我會跳過這個機器。

仰臥起坐

我們之前就提過，但它實在太重要了。如果你打算做破壞腰部椎間盤的運動，你很難設計比學校教的仰臥起坐更有效的運動了。因為在你下背部的椎間盤重複向前彎曲和扭轉，尤其是在坐起來的時候旋轉（像是旋轉身體用右手肘去碰左膝蓋），完全是有害的動作。請改做我們每日練習中的捲腹和棒式，這些絕對能建立核心肌群和背部的力量，而且方式也安全許多。

仰臥起坐

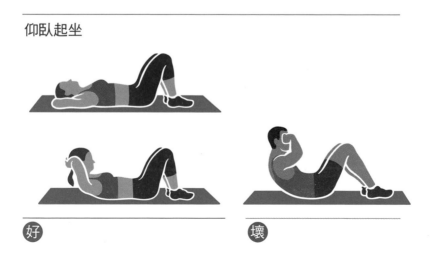

好　　　　　　　　壞

槓鈴聳肩

　　這種運動使肩膀進入內旋狀態，使棘上肌及其肌腱處於嚴重的損傷危險，它也會讓頸椎承受很大的壓力。取而代之的，是做「滿罐」（full can）運動。就跟所有涉及手臂和肩膀的運動一樣，在整個運動過程中，你的肩膀都要保持向斜後方，尤其是在向上舉起的時候。

　　好了，我們已經給了你一些提醒和正確肌力訓練的建議。現在，如果你想回到這些高風險、高強度的運動或其他活動，請看看傑洛米的 BackForever 網站，然後放手去做吧！

——傑洛米

槓鈴聳肩

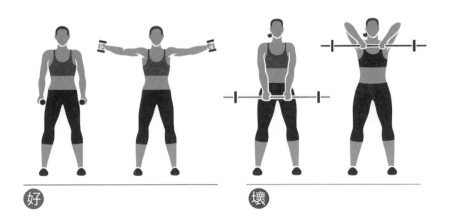

好　　　　　　　　　　壞

第19章

1,000個人成功改善了，你也可以

把這些訊息傳播出去，拯救你的家庭和社會，把惡魔從我們的生活中趕出去。

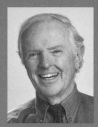

克里斯

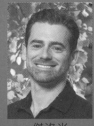

我們希望能掀起一場背部護理的革命，就從你開始。

傑洛米

薦骨是脊椎的最後一部分，是椎體的痕跡器官（因進化而失去功能，但仍殘留在生物體內的器官）聚集，在最底部融合成一個整體。尾骨是薦骨的末端，是那條長鏈末端的最後一根骨頭，它已經折磨你很久了。

這章是本書的結尾，從現在起，就看你要不要複習這本書、做裡面的練習和改變你的姿勢方式。

寫這本書對我和傑洛米來說很有趣。我們花了一年多的時間，做了大量的工作，希望它讀起來可以輕鬆又簡單。

這項工作有趣的原因有幾個，首先，在我看來，傑洛米是一個很好的夥伴，他對自己的專業很認真，而且他也很喜歡笑。然後呢，我們覺得自己很有趣，這真的幫了大忙。從一個嚴肅的角度來說，在過去的一年裡，我學到各種關於背部的知識，這是件令人著迷的事情，因為我們的背是相當精巧的裝置。

最後，在埋首研究一大堆無聊細節的過程中，我們有一個共同的信念，那就是我們不只是被墨水弄髒、整個人在書堆裡的書蟲，我們也是勇士，對抗殘酷且無謂的痛苦，這信念幫了大忙。

但如果這套方法對你沒有用，我們也不會滿意。這讓我回到先前最大的擔憂，就是我之前提到的。

我擔心的是，明明知道人們就是不習慣這個概念，還是把這麼多的事情留給你自己去做。很多人習慣去找醫生，做做核磁共振之類的，然後開個處方、替我們注射，或把我們送到背部外科醫生那裡，然後又做了一些聽起來很厲害的手術。這方法在這裡行不通。你必須自己做這些練習，去改變姿勢。但問題是，你會

找到實現它的決心嗎？傑洛米說他相信你會的，因為他知道你的痛苦，他知道你的動機有多深刻、多強烈。我希望他是對的。

我們敦促你做的這些事，本身沒有那麼難，多數情況下只是不熟悉而已，而你肯定有資源和動力去實現它。把這些訊息傳播出去，拯救你的家庭和社會，把惡魔從我們的生活中趕出去。你做得到，而且必須這麼做。

——克里斯

我很同意克里斯的話，我們在寫這本書的過程中，度過一段美好的時光，而且對於它能為你帶來的好處，都感到很樂觀。我要告訴你，我在自己的患者身上，已經看到這套方法奏效 1,000 次。現在，我希望奏效的次數能達到 100 萬次，甚至更多。就像一開始提到的，我們希望能掀起一場背部護理的革命，就從你開始，把這個禍害從我們的生活趕出去！

——傑洛米

後記

　　在這本書裡，我們給了你很多資訊。假以時日，它將會變成你的第二天性。當你到達那個境界時，有一個簡單的指南來提醒你，你現在在哪裡，下一步做什麼等，仍然是很實用的。為此，我給你這個「小抄」，整理我們講過的所有練習，並告訴你什麼時候做。這就是你的每日和每週計畫。

　　我強烈建議你每年重讀這本書幾次。相信我，你正在嘗試改變你一生的習慣，很容易就會回到過去做事的方式，所以每隔一段時間就回來看看這本書，把每個練習都想一遍，想想那些讓你陷入這種境地的壞習慣，避免掉入那樣的陷阱中。這本書是取回你的人生，把焦慮、壓力和背部問題的痛苦都留在過去的關鍵。在閱讀書籍的期間，這裡有一份練習速查表。

基本核心肌群練習

　　這些運動（見第 9 章）應該每天做，最好在早上起床後 30 分鐘左右做。記住，根據個人狀況，針對每一項進行初步或進階練習，等到你覺得準備好了，再繼續進行下一個階段。從一個循環開始，逐漸增加到兩個完整的循環，並使之成為你的日常習

慣。最後，你只需要 10 到 15 分鐘就能完成。

1. 搭配肩膀動作，運用中立的脊椎緩慢踏步。
2. 橋式。
3. 捲腹和棒式。
4. 膕旁肌伸展。
5. 側棒式。
6. 貓式。
7. 鳥狗式。

強化臀肌的練習

除了你的核心肌群的練習外，每週挑不連續的 3 天做這些練習。從兩個循環開始，逐漸增加到 3 個。在你每週做這些練習的 3 天裡，整個練習時間會增加 10 分鐘左右。

1. 髖部畫圈（第 16 章）。
2. 蚌殼式（第 12 章）。
3. 收緊臀部（第 9 章）。
4. 分腿蹲（第 12 章）。
5. 深蹲（第 12 章）。

激痛點釋放

這些是根據需求而做。如果在掌握了這個技巧之後，你的背部、臀部或腿部的疼痛有了明顯的改善，那麼在臀肌練習之前先做這個，直到不再需要它為止。

伸展運動

在臀肌練習之後，接著做第 16 章的伸展運動，這需要大約 3 到 4 分鐘。

1. 膕旁肌伸展。
2. 臀肌伸展。
3. 梨狀肌伸展。
4. 腰肌伸展。

如果你想要安全的從事體能需求高的活動，如舉重、滑雪、高爾夫球、網球、皮拉提斯、瑜伽等，我們邀請你們成為 BackForever 的會員，在那裡你可以找到數百小時關於這些主題的詳細影片指導。請上 backforever.com 了解更多資訊。

致謝

首先，我要感謝傑洛米，與他共事令人愉悅。共同著作應該是很困難的，但對我而言，這過程真的很愉快。我們很辛勤工作，也有很多歡笑。

傑洛米和我很幸運，能和 Workman 出版社中那位聰明、深具文化修養的編輯布魯斯・崔西（Bruce Tracy）合作（這是縮減版的誇讚，布魯斯棒極了，上達宏觀全局，下達微小細節，他都做得很好）。然後，一如往常的，感謝聰明又善良的蘇西・波羅丁（Suzie Bolotin），也就是《明年更年輕》系列書籍的編輯！

最後，謝謝比爾・法柏席尼，他是傑洛米和我在物理治療與正式體能訓練的廣大世界中，所認識最聰明，也是我見過最和善的人。誠摯感謝你，比爾。

——克里斯

我要感謝在我成為臨床醫師的途中，所有幫助過我的人。我要感謝克林頓・菲利浦斯（Clinton Phillips）、邁克・福克斯（Michael Fox）、提姆・普爾史密斯（Tim Powersmith）和比爾・法柏席尼，感謝他們的指導與提攜。

背痛是現代社會中最容易被誤解的病痛之一，這本書中的概念，都是由少數具有貢獻與開拓精神的個人研究和教學的結果。

多不勝數，但我想特別提到弗拉基米爾・簡達（Vladimir Janda）醫師、大衛・西蒙斯（David Simons）醫師、珍娜・崔佛（Janet Travell）醫師、尼可拉・波度（Nikolai Bogduk）博士、斯圖爾特・麥吉爾（Stuart McGill）博士。沒有你們的成就，就不可能有這本書。

——傑洛米

國家圖書館出版品預行編目（CIP）資料

養背，明年更年輕：脊骨神經專家設計的人體正確移動手冊，讓你耐久站、久坐，走跑跳撿搬，怎麼動都不腰傷背痛。／克里斯・克洛利（Chris Crowley）、傑洛米・詹姆士（Jeremy James）著；吳宜蓁譯.--初版.-- 臺北市：大是文化，2020.06

240面；17x23公分. --（EASY；91）
譯自：The younger next year back book： The Whole-Body Plan to Conquer Back Pain Forever
ISBN　978-957-9654-84-5（平裝）

1. 背痛 2. 健康法

416.616　　　　　　　　　　　　　　　　　109003706

EASY 091

養背，明年更年輕

脊骨神經專家設計的人體正確移動手冊，讓你耐久站、久坐，
走跑跳撿搬，怎麼動都不腰傷背痛。

作　　　者／克里斯·克洛利（Chris Crowley）、傑洛米·詹姆士（Jeremy James）
譯　　　者／吳宜蓁
責任編輯／郭亮均
校對編輯／黃凱琪
美術編輯／張皓婷
副 主 編／馬祥芬
副總編輯／顏惠君
總 編 輯／吳依瑋
發 行 人／徐仲秋
會　　　計／林妙燕、陳媁娟
版權經理／郝麗珍
行銷企劃／徐千晴、周以婷
業務助理／王德渝
業務專員／馬絮盈
業務經理／林裕安
總 經 理／陳絜吾

出 版 者／大是文化有限公司
　　　　　臺北市 100 衡陽路 7 號 8 樓
　　　　　編輯部電話：（02）23757911
　　　　　購書相關資訊請洽：（02）23757911 分機122
　　　　　24小時讀者服務傳真：（02）23756999
　　　　　讀者服務E-mail：haom@ms28.hinet.net
郵政劃撥帳號／19983366　　戶名／大是文化有限公司

法律顧問／永然聯合法律事務所
香港發行／豐達出版發行有限公司　Rich Publishing & Distribution Ltd
　　　　　香港柴灣永泰道70號柴灣工業城第2期1805室
　　　　　Unit 1805, Ph.2, Chai Wan Ind City, 70 Wing Tai Rd, Chai Wan, Hong Kong
　　　　　Tel：2172-6513　Fax：2172-4355
　　　　　E-mail：cary@subseasy.com.hk

封面設計／林雯瑛
內頁排版／尚宜設計有限公司
印　　　刷／鴻霖印刷傳媒股份有限公司

出版日期／2020 年 6 月初版
定　　　價／新臺幣 360 元
I S B N ／978-957-9654-84-5（缺頁或裝訂錯誤的書，請寄回更換）

First published in the United States by Workman Publishing Co., Inc. as THE YOUNGER NEXT YEAR BACK
BOOK：A Whole-Body Plan for Conquering Back Pain Forever
Copyright © 2018 by Christopher Crowley and Jeremy James Illustrations © 2018 by Andrea Charest and Karina
Metcalf
YOUNGER NEXT YEAR is a registered trademark of Christopher Crowley and Henry S. Lodge
Published by arrangement with Workman Publishing Co., Inc., New York.
Complex Chinese edition copyright © 2020 Domain Publishing Company